产科医生说 怀孕分娩育儿

（日）竹内正人　主编

卢虹虹　译

化学工业出版社
·北京·

本书以月为单位，完整记录了母体及胎儿的生长变化，让孕妈妈快速找到并掌握孕期注意事项，了解从怀孕初期到生产后的每个细节，包括新生儿的喂养重点、恢复好身材的产后运动等。本书中有超过400张图片，对大量重要的孕产信息进行了详细解说。不但满足孕妈妈的各项需求，还包含了有关新生儿护理的翔实内容。

原 书 名：この1冊であんしん　はじめての妊娠・出産事典
主编者名：竹内正人

KONO 1SATSU DE ANSHIN HAJIMETE NO NINSHIN·SHUSSAN JITEN
supervised by Masato Takeuchi
Copyright © 2015 Asahi Shimbun Publications Inc.
All rights reserved.
Original Japanese edition published by Asahi Shimbun Publications Inc.

This Simplified Chinese language edition is published by arrangement with Asahi Shimbun Publications Inc., Tokyo in care of Tuttle-Mori Agency, Inc., Tokyo through Beijing Kareka Consultation Center, Beijing.

本书中文简体字版由 Asahi Shimbun Publications Inc.授权化学工业出版社独家出版发行。未经许可，不得以任何方式复制或抄袭本书的任何部分，违者必究。

北京市版权局著作权合同登记号：01-2017-5906

图书在版编目（CIP）数据

产科医生说怀孕分娩育儿/（日）竹内正人主编；
卢虹虹译. —北京：化学工业出版社，2019.4
ISBN 978-7-122-33864-8

Ⅰ.①产… Ⅱ.①竹…②卢… Ⅲ.①妊娠期-妇幼保健-基本知识②分娩-基本知识③婴幼儿-哺育-基本知识 Ⅳ.①R715.3②R714.3③TS976.31

中国版本图书馆CIP数据核字（2019）第025546号

责任编辑：马冰初　　　　　　　　　　　　装帧设计：尹琳琳
责任校对：宋 夏

出版发行：化学工业出版社（北京市东城区青年湖南街13号　邮政编码100011）
印　　装：北京宝隆世纪印刷有限公司
787mm×1092mm　1/16　印张13¾　彩插2　字数319千字　2020年4月北京第1版第1次印刷

购书咨询：010-64518888　　　　　　　　　售后服务：010-64518899
网　　址：http://www.cip.com.cn
凡购买本书，如有缺损质量问题，本社销售中心负责调换。

定　　价：68.00元　　　　　　　　　　　　　　版权所有　违者必究

○目录

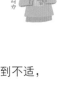
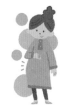
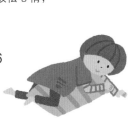

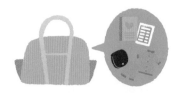

Part2
打造能够顺产的体质

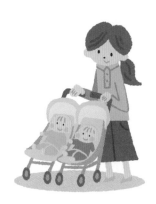

Part3
怀孕期间要准备的事

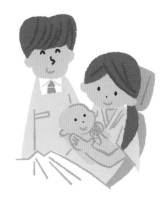

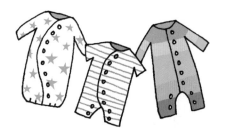

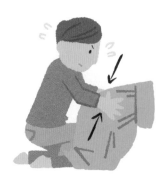

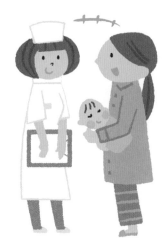

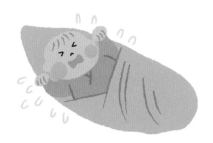

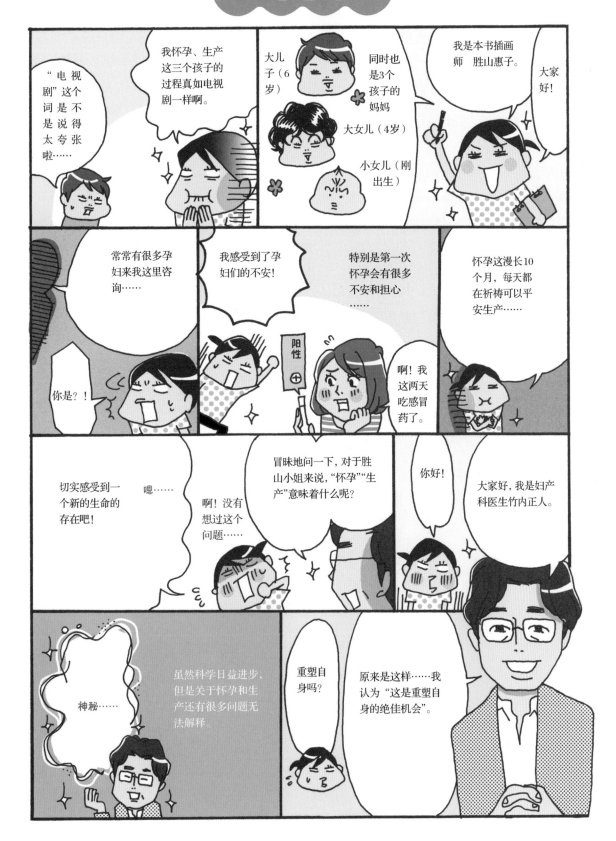

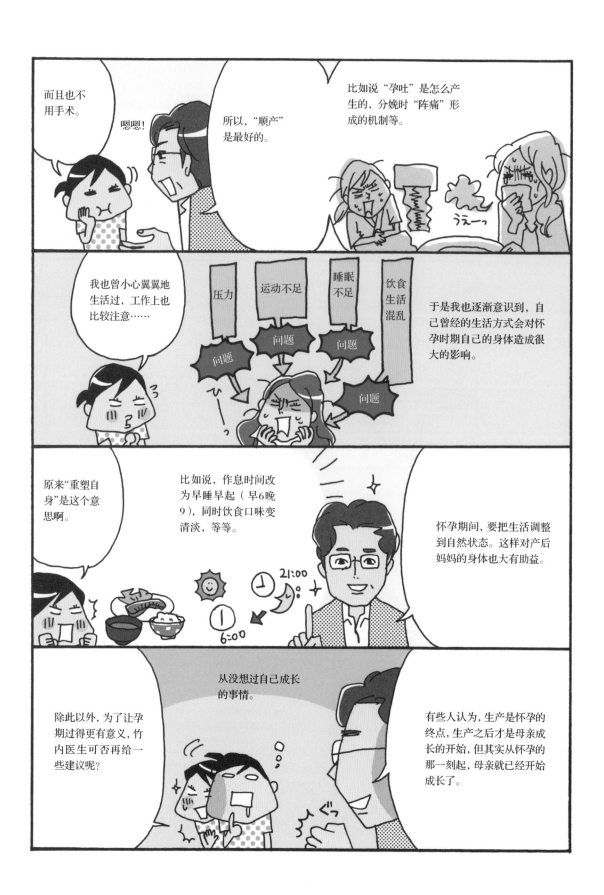

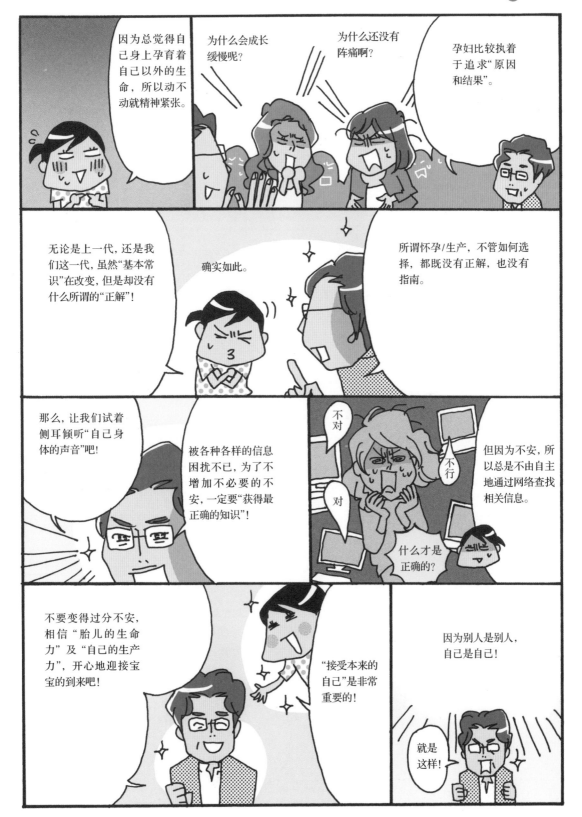

本书的使用方法

本书提供了丰富的怀孕、生产相关信息，并以最简单、最明了的方式为你解说

✓
深入浅出地 介绍怀孕期间 身体的变化及 宝宝成长的变化

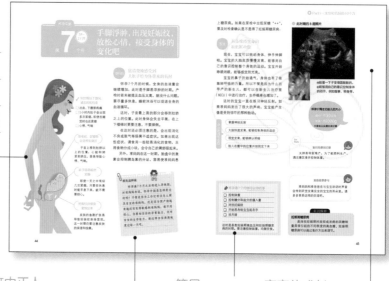

妈妈体态 变化看得见

插图搭配简单的文字，展现怀孕10个月中身体的变化。上面还记载着需要注意的身体不适症状等，若在意自己的身体状况，可以好好看看哟！

来自竹内正人 医生的贴心建议

竹内医生给准妈妈的贴心建议。准妈妈们可以从医生温暖的话语中获得勇气。

简易 待办事项表

在哪个时期该做哪些事，都帮你罗列出来，把它当成备忘录使用吧！

宝宝的成长 看得见

怀孕10个月中宝宝的成长图。

✓
"育儿入门"产后随即 派上用场

让初次育儿的你，照顾婴儿马上上手。介绍婴儿身体的护理，以及必要的育婴用品。

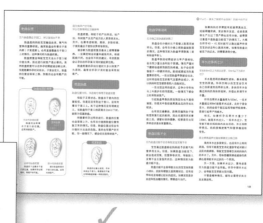

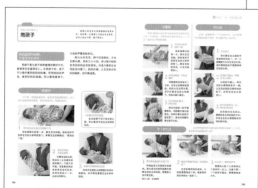

✓
为你详细解说 你所担心的不适症状

解说怀孕及生产时会出现的不适与病症。预防与治疗方法也都写在这里！

宝宝和妈妈的10个月

面对新生命的到来，这突如其来的变化与成长，
准妈妈们一定感到非常不知所措！
抱着正确的观念，迎接新生命吧！

第 1 个月 0~3周

虽然没有怀孕的感觉，但是胎儿已经开始生长

准妈妈 虽然身体没有很大变化，但是已经开始准备孕育新生命了

在怀孕的第1个月，尤其是前2周内，肚子里还没出现宝宝。即便在其后的2周内，经历了受精、着床，但多半仍不易被察觉。

怀孕时间是从末次月经的第一天开始算起的，实际上精子和卵子结合形成受精卵一般是在怀孕的第2周。怀孕第3周受精卵在子宫内着床，从而完成了受孕。因此，在下次月经到来的那一天，也就是第4周左右的时候，实际上已经进入了怀孕的第2个月。即便受精卵已经着床，准妈妈也没有太大感觉。因基础体温升高，也有些准

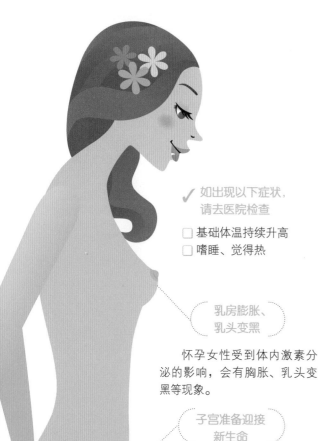

✔ 如出现以下症状，请去医院检查

☐ 基础体温持续升高
☐ 嗜睡、觉得热

乳房膨胀、乳头变黑

怀孕女性受到体内激素分泌的影响，会有胸胀、乳头变黑等现象。

子宫准备迎接新生命

怀孕初期体内会发生很大变化，一般外表是看不出来的。受精卵一旦着床成功，子宫内膜就会变厚，这是在为胎盘的形成打基础。根据个人体质的不同，会有恶心、反胃、呕吐等不同症状出现。

📎 医生这样说

怀孕第1个月是宝宝在肚子里开始生长的重要时期。此阶段要避免喝酒、服药，且生活要规律，调养身体。此前，应根据基础体温的变化，把握排卵日期，了解怀孕的过程，对适应身体变化是有极大好处的。在妊娠反应还不大时，要尽可能安心、愉悦地度过这段时间。

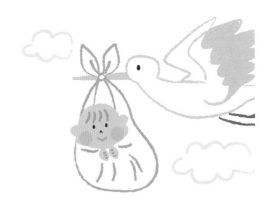

妈妈感觉嗜睡、怕热等。在怀孕初期，很多人会出现恶心、反胃等症状。此时，准妈妈应考虑是否怀有身孕了，务必要放松心态来面对。

 细胞多次分裂后最终着床，在胎囊中孕育

怀孕初始，准妈妈们的身体还处于月经期。对于大多数月经周期规律的准妈妈来说，月经结束1周后开始进入排卵期。之后，在输卵管中，若卵子与精子结合进而受精成功，会形成一个大小约0.2mm的受精卵。受精卵经过多次分裂数日后进入子宫，并继续分裂，最终附着在子宫内膜上成功着床，受孕完成。

此时的宝宝还不能称为"胎儿"，他还只是个"胎芽"，被胎囊紧紧地包裹着。怀孕3周时，胎芽只有1mm大小，即使是超声波检查也未必能够确认他的存在。

小小的成长步伐

- 精子与卵子结合受精
- 受精卵进行细胞分裂
- 受精卵在子宫内着床
- 形成胎芽并快速生长

For Baby

准妈妈要做的事

在受精卵着床、胎芽快速生长的这段时间里，准妈妈要身心愉悦，保持平常心。记得要注意饮食营养，适度运动，并保证有充足的睡眠。

准爸爸要参与

刚开始怀孕的准妈妈会因自身的变化而感到不适，这时需要准爸爸来安抚宽慰准妈妈的不安和焦虑。

✏ **怀孕第1个月你可以做的事**

☐ 均衡饮食
☐ 控制吸烟、喝酒
☐ 在照X射线和用药前需要咨询医生
☐ 控制咖啡因的摄入量

有意识地摄取对宝宝成长有帮助的叶酸。

名词解释

叶酸

叶酸是B族维生素的一种，它能有效地预防胎儿神经管畸形，因此备孕妈妈需要每日摄取定量的叶酸。

排卵·受精·怀孕的过程

卵子和精子相遇之后形成受精卵，进而着床成功怀孕，开启了新生命诞生的篇章

新生命的诞生是从一个奇迹般的相遇开始的

怀孕的过程可以称为奇迹，因为它需要一颗从数亿精子中存活下来的精子，还有一颗只能在输卵管中存活不到24小时的卵子，两者紧密结合，形成受精卵。

怀孕这个过程，其实是各种偶然交汇在一起的一个奇妙的过程。稍有差错，就不会怀上宝宝。

①排卵

月经开始的两周以后，卵巢会排出卵子（多数情况下为1个），这个卵子最终被输送到输卵管里。

②与精子结合

进入输卵管的卵子会向输卵管膨大的部分移动，之后与精子结合。排卵后，如果24小时内没有同精子结合，那么卵子就

会失去生命力，受孕失败。

③受精

性行为之后，阴道里会有大量的精子存留，但因为阴道中的环境属于酸性，所以绝大多数精子会被杀死。只有生命力极强的精子会冲出且存活下来，与卵子结合。而卵子只会与其中一个存活的精子结合，形成受精卵。

④细胞分裂

受精卵在进入子宫的过程中，细胞不断分裂，逐渐变为囊胚，为着床做准备。

⑤着床

大概6～7天之后，受精卵会到达子宫内。受精卵在子宫内游动的过程中会继续分裂，并且找到它觉得最舒适的地方附着在子宫内膜上，完成着床。

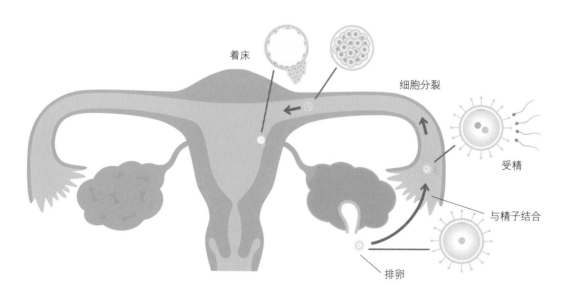

着床　　细胞分裂　　受精　　与精子结合　　排卵

子宫内 "宝宝的样子"

羊水

舒适空间里温暖的水

　　充满整个羊膜腔的是温度和妈妈体温一样的水。羊水可以抵御外界的冲击，从而给胎宝宝提供安稳的环境。快生产时，羊膜会破裂，羊水流出，这意味着婴儿将很快出生。

胎盘

营养物质与代谢物质交换的空间

　　胎盘内，婴儿快速生长所需要的营养物质、氧气与代谢物质及二氧化碳进行交换，为胎宝宝的发育提供保障。

脐带

胎儿与准妈妈胎盘连接的桥梁

　　脐带由3条血管组成：2条脐动脉和1条脐静脉。胎儿与之紧密相连。静脉将氧气和营养丰富的血液输送给胎儿，动脉将代谢物质和二氧化碳输送回胎盘。

羊膜

抵御外界干扰，保护胎儿的"外衣"

　　胎儿、羊水以及脐带都被羊膜紧紧地包裹着。它能够抵御外界细菌和病毒的侵袭，从而保护胎儿。一般来说，临产前羊膜会破裂，羊水流出。

名词解释

卵巢

　　卵巢是位于子宫左右两侧、约为拇指大小的器官。女性进入青春期后，原始卵泡逐渐变为成熟卵泡，正常情况下，卵巢每个月会排出1颗卵子。

Q&A

Q 羊水是什么颜色的？
A 羊水是清澈透明的。大约每3小时会更换一次，水温保持在38℃左右，一直对胎儿起保护作用直到胎儿出生。

Q 脐带与准妈妈的肚脐是连接的吗？
A 不是的，脐带是和准妈妈子宫中的胎盘相连的，在胎儿出生前，脐带为胎儿输送营养物质。

Q 相对较年长的妈妈，年轻妈妈的羊水和胎盘更健康么？
A 没有这样的说法。只不过是高龄产妇生产的风险加大而已。

第2个月 4~7周

意识到已经怀孕，身心发生变化。胎儿成长进入高速期

 准妈妈 *月经没来，并伴有恶心、疲劳症状*

随着胎儿在肚子里一天天长大，怀孕后所带来的不适感也逐渐增强。很多准妈妈能够意识到自己已经怀孕了。

此时准妈妈的肚子并不大，但因为胎儿在不断长大，因此子宫比怀孕前要大了一圈。此时由于子宫增大而压迫到膀胱，所以很多准妈妈会出现尿频症状。很多准妈妈早上起床后空腹时会恶心、呕吐，对气味敏感，妊娠反应逐渐显现出来。所有这些妊娠反应都是因为受精卵着床之后，孕妇体内的激素分泌加快造成的。月经日到了之后，可以用早孕试纸检测激素分泌情况来确认是否已经怀孕。

但是，早孕试纸的检测结果只能判断出是否怀孕，比如像宫外孕这种非正常怀孕状态，早孕试纸并不能给出明确提示。在月经推迟2周后，为求稳妥还是应当及时去看妇产科医生以便尽早得知是否正常怀孕。

✓ **如出现以下症状，请去医院检查**

☐ 出血
☐ 小腹痛
☐ 恶心、呕吐、浑身懒怠

有皮肤问题的人要注意

有些孕妇怀孕后，身体皮肤变得很干燥。这样很容易引起皮肤瘙痒。

初次有孕的孕妇

怀孕初期，大多数人会出现恶心、呕吐的情况。但如果出现阴道出血和腹痛症状应引起重视，必要时应及时就诊。

子宫变大

胎儿在子宫内不断长大，因此子宫也在不断变大，但此时从外表看，肚子并没有变大。

医生这样说

在这个阶段，准妈妈身体上会有一些变化，即将体验一段崭新的孕期生活。也许，有时还会对变化后的自己感觉陌生。但是这些变化都是为了更好地培育一个新的生命。此时准妈妈要放松身心，顺其自然地去接受。

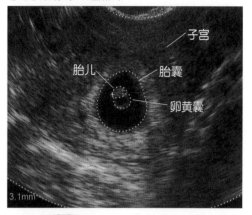

宝宝

开始有了身体的形状

怀孕1个月时，胎儿还只有1mm那么大，到了2个月时身长能够达到1cm。怀孕7周前的"胎芽"还只能像用鳃呼吸的小鱼那样游动，怀孕7周后，胎儿慢慢开始能够区分手和脚了。这段时间是胎儿身体器官和四肢形成发育的重要时期。此时，胎儿的大脑和脊髓、眼睛和耳朵的神经系统发育达到一个高峰，胎盘发育进一步完善，脐带也在不断发育。胎儿开始长出眼球，心脏、肝脏、胃等器官也开始形成。

● 此时期的B超照片

子宫
胎儿
胎囊
卵黄囊
3.1mm

怀孕7周左右胚胎的大小

身长 ▸ 约 1cm
体重 ▸ 约 2g

※身长以头臀长来计算

在胎盘与脐带尚未发育完全前，胎儿就靠着"卵黄囊"吸收养分，慢慢成长。

小小的成长步伐

- 大脑和脊髓、眼睛和耳朵的神经系统发育
- 胎盘和脐带已经形成
- 开始长出眼睛、耳朵和鼻子
- 出现心跳

For Baby

准妈妈要做的事

首先要去医院妇产科做检查，以确定怀孕。怀孕的前3个月属于危险时期，要避免拎重物、穿高跟鞋等，还要注意腹部保暖。

准爸爸要参与

初为人父，可能还感到不适应，但是也应该同准妈妈分享宝宝到来的喜悦。准爸爸的支持是准妈妈的一颗定心丸。

✎ 怀孕第2个月你可以做的事

- ☐ 月经推迟2周以上要去医院进行检查
- ☐ 均衡饮食
- ☐ 每日摄取定量叶酸，少吃盐
- ☐ 注意用药
- ☐ 避免穿高跟鞋

这是宝宝身体器官发育的重要时期，一定要注意合理饮食。如果需要服药，请与医生商量。

名词解释

早孕试纸

早孕试纸是通过尿液检查HCG的指标来确认是否怀孕的试纸。

胎盘

胎盘附着在子宫内壁上。妈妈与胎儿的身体通过脐带相连接，胎盘是胎儿与母体氧气、营养物质与代谢物质、二氧化碳进行交换的地方。

各种怀孕征兆

怀孕之后，身心会有很多反
应出现，不同人表现不同

身体怕热、情绪焦虑、恶心呕吐等不良反应的出现

"突然感到一阵恶心、想吐"这可能是电视剧中表现怀孕最常见的情景。实际上，很多人都是在月经推迟1周之后开始疑心自己是否怀孕了。殊不知，这个时候已经进入怀孕的第2个月了。

基础体温持续升高

所谓的基础体温是指：清晨睁开眼睛，在保持安静的状态下，用水银温度计测量的体温。每天坚持测量，很容易就能掌握体温的变化情况。

基础体温变化示意 （28日）

● 还没怀孕的时候

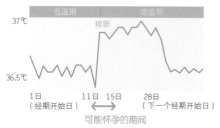

从月经开始日到排卵日属于低温期。排卵后约2周会持续处在体温较高的状态下，等到月经再来时，又会回到低温期。

● 已经怀孕的时候

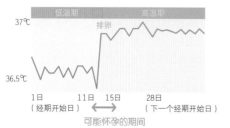

怀孕之后，体温会因为黄体生成素的作用而升高，会持续处在排卵后的高温状态。

当然，因为压力过大或环境变化是有可能造成月经紊乱的，但如果月经一向准时，这次却推迟了1周，就要考虑很有可能是怀孕了。

怀孕初期，身体几乎没有任何变化。

妊娠反应因人而异。因此我们建议，平时要测量基础体温，这样一旦发生妊娠反应，可以准确判断。

月经停止

受精卵在子宫内着床后，之前在月经到来时会脱落的子宫内膜将不再脱落，月经停止。如果是月经正常的女性，很快就会意识到自己怀孕了。

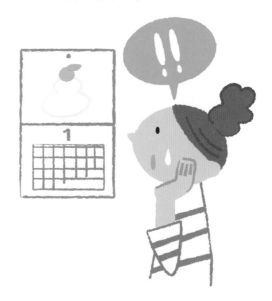

白带增加

怀孕之后，在激素的作用下，白带会增多。白带呈白色透明状，没有明显味道。

情绪焦虑

因为内分泌紊乱，此时准妈妈的心情特别容易受到影响。经常因为一些小事就会发脾气，伤心哭泣。同时，特别在意他人的言行，因精神压力大而备感烦恼。

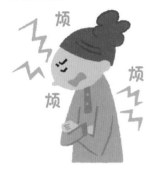

皮肤粗糙

因激素分泌紊乱，准妈妈的皮肤会变得粗糙，出现粉刺。

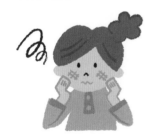

口味的变化

很多准妈妈在怀孕早期都会有这种变化。特别是在刚起床和空腹时，常想吃一些平时不太喜欢的食物。

乳头有刺痛感

这种症状不是每个人都会出现，但常为怀孕初期的主要症状之一。此时乳头会变黑，并且很敏感，穿文胸时碰到会有刺痛感。

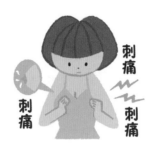

疲倦、嗜睡

通常来说，月经期女性的体温是由高到低变化的，怀孕之后，体温会持续较高，因此很多准妈妈感觉疲倦、嗜睡。

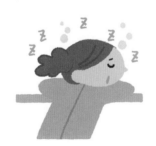

乳房胀痛

怀孕之后，女性的激素分泌会刺激乳腺，导致乳房胀痛。很多准妈妈反映说，和来月经之前一样，乳房会感觉有些痛和痒。

便秘

因孕激素会降低胃肠蠕动功能，很多准妈妈会有便秘的烦恼。这是激素分泌不平衡导致自主神经紊乱所致。

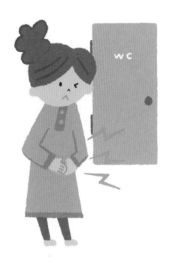

腹部和腰部很胀

怀孕初期，由于子宫不断增大及激素分泌失调会导致腹部和腰部有胀感。也因为便秘的缘故，肚子感觉有轻微胀起。

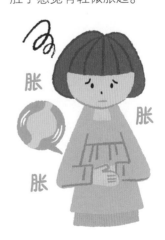

中国准妈妈产检时间与项目参考❶

基本检查信息

- 初诊/复诊，建档：建议6 ~ 8周
  （确认宫内孕后）

首次产检信息及基本信息

- 问诊内容：如是否有出血、腹痛、头痛、痉挛等
- 产科检查：体重、血压、胎心率
- 妇科检查
- 高危妊娠筛查
- 血常规
- ABO血型 +Rh血型
- 肝功全项
- 肾功全项
- 甲状腺功能筛查
- 空腹血糖
- 凝血四项
- 感染八项（乙肝五项定性、HIV抗体检测、快速梅毒血清反应素试验、HCV抗体测定）
- 优生六项
- 心电图检查
- 甲功五项（FT3、FT4、TSH、TT4、TT3）
- TOPAb
- 尿常规
- 阴道分泌物常规检查
- 宫颈液基细胞检查(TCT)
- 腹部彩超(肝胆脾胰肾)

孕16周产检信息及基本信息

- 基本信息采集
- 基础检查
- 产科检查
- 乳房检查

- 绘制妊娠图
- 胎心率
- 微量元素六项(钙、锌、铜、铁、镁、铅、铬)
- 唐氏综合征筛查（15 ~ 20周）
- 贫血三项（叶酸FA、维生素B_{12}、铁蛋白）
- 尿常规

孕20周产检信息及基本信息

- 基本信息采集
- 产科检查：体重、血压、宫高、腹围、胎心率
- 绘制妊娠图
- 血常规
- 尿常规
- 营养指导
- 骨密度检测
- 多普勒听胎心

孕20 ~ 24周产检信息及基本信息

- 基础检查
- 基本信息采集
- 产科检查
- 绘制妊娠图
- 高危妊娠筛查
- 口服葡萄糖耐量实验（24 ~ 28周）
- 尿常规
- 多普勒听胎心
- 超声筛查（20 ~ 23周）

孕24 ~ 28周产检信息及基本信息

- 产科检查
- 绘制妊娠图
- 基础检查
- 尿常规
- 多普勒听胎心

---

❶本部分内容只作一般参考，不同地区，不同医院，产检项目不完全相同。

孕 30 周产检信息及基本信息

- 产科检查
- 绘制妊娠图
- 基础检查
- 血常规
- 尿常规
- 多普勒听胎心
- 心电图

孕 32 周产检信息及基本信息

- 产科检查
- 基础检查
- 绘制妊娠图
- 尿常规
- 多普勒听胎心
- 产科超声（胎儿生长发育测量）

孕 34 周产检信息及基本信息

- 基本信息采集
- 基础检查
- 产科检查
- 绘制妊娠图
- 尿常规
- 多普勒听胎心

孕 36 周产检信息及基本信息

- 产科检查
- 基础检查
- 绘制妊娠图
- 尿常规
- 多普勒听胎心
- 胎心监护

孕 37 周产检信息及基本信息

- 基本信息采集
- 基础检查
- 产科检查
- 绘制妊娠图

- 核对孕周及胎儿体重评估
- 血常规
- 肝功全项
- 肾功全项
- 空腹血糖
- 凝血四项
- 乙肝表面抗原筛查（选项）
- HIV 抗体检测
- 梅毒抗体检测
- 尿常规
- 胎心监护
- 心电图
- 多普勒听胎心
- 产科超声（胎儿生长发育测量）

孕 38 周产检信息及基本信息

- 产科检查
- 基础检查
- 绘制妊娠图
- 尿常规
- 多普勒听胎心
- 胎心监护

孕 39 周产检信息及基本信息

- 产科检查
- 基础检查
- 乳房及乳头检查
- 绘制妊娠图
- 尿常规
- 多普勒听胎心
- 产科超声（37 周后检查全套）
- 胎心监护

孕 40 周产检信息及基本信息

- 产科检查
- 基础检查
- 绘制妊娠图
- 尿常规
- 多普勒听胎心
- 胎心监护
- 宫颈检查，安排入院

第1次产检

如果觉得自己怀孕了，还是尽快去医院检查一下比较好。下面是一些关于产检的小常识

接受定期检查，安稳度过整个孕期

若是月经已推迟2周左右，应该去看妇科医生。但如果是刚停经就去检查，是无法确认是否有胎囊存在的，也就没有办法确认是否怀孕。

一般来说，妇科检查包括以下几项：尿常规、B超检查、内科检查。如果确认已经怀孕，那么请准妈妈们在生产前接受定期产检，以确保准妈妈和腹中宝宝的健康。

若在检查中发现一些病症，请在医生的建议下服用孕妇可用的药物进行治疗。为了让病情有所好转，切记一定要按时接受检查。

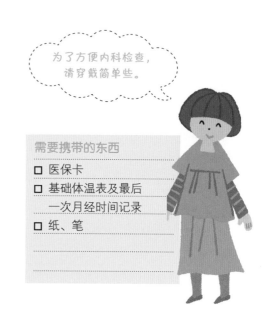

为了方便内科检查，请穿戴简单些。

需要携带的东西
- ☐ 医保卡
- ☐ 基础体温表及最后一次月经时间记录
- ☐ 纸、笔

● 产检时间表

初期			中期			后期		
怀孕 2个月	怀孕 3个月	怀孕 4个月	怀孕 5个月	怀孕 6个月	怀孕 7个月	怀孕 8个月	怀孕 9个月	怀孕 10个月
2周1次		4周1次				2周1次		1周1次
问诊 内科检查 测体重 测血压	尿常规 B超检查 血常规		问诊 内科检查 测体重 尿常规 血常规	腹部B超 浮肿检查 测量腹围 测量宫高		问诊 内科检查 测体重 尿常规	血常规 测血压 腹部B超 胎心监护	

产检 项目说明

①尿常规

尿常规是检查尿液中是否含有尿蛋白和尿糖。若果检测出有尿蛋白，那么可能是患上了妊娠期高血压；若检测尿糖为阳性，则有可能是患上了妊娠期糖尿病，要及时治疗。

②测体重

检查孕期体重增加的情况。如果因孕吐严重而使体重有所下降，是不必担心的。但如果体重增加过多，则有患妊娠期高血压的风险，因此每次体检必查。

③测血压

高压≥140mmHg和（或）低压≥90mmHg时，考虑可能患有妊娠期高血压。患有妊娠期高血压的准妈妈并没有太大感觉，因此必须通过检查来排除可能。

④测量腹围、宫高

从孕中期开始进行这项检查。通过测量腹围大小来判断胎儿的生长情况。宫高是指从耻骨联合处由下向上直到子宫最上部的长度。

⑤浮肿检查

用手指按压小腿和脚部，检查是否浮肿。浮肿是怀孕中很易出现的症状，要加以重视。

⑥内科检查

医生在妇科检查台上给孕妇检查子宫的大小和硬度，以及子宫口打开的情况等。进行妇科检查的次数，各医院不同。

⑦外诊

确认子宫的硬度、胎儿的位置和大小等。医生针对哺乳期乳头的护理方法，对孕妇进行指导。

⑧B超检查

根据B超画面确认子宫的情况。怀孕初期、中期及后期都可以使用B超。

⑨问诊

一切检查结束后，医生开始问诊，包括妊娠反应、出血、腹部发紧等。

有必要做以下检查

胎心监护

胎心监护检查是利用超声对胎儿在宫内的情况进行监测。应用胎心率电子监护仪将胎心率曲线和宫缩压力记录下来。

血常规

通过验血可以得知妈妈是否感染了疾病、是否存在贫血以及是否具有某些特定疾病的抗体。

怀孕周数和预产期

怀孕周数是衡量胎儿发育的重要信息。预产期是指从末次月经的第一天算起，经过280天之后的日期

容易搞错的怀孕周数请好好确认一下

在医生检查后若确定怀孕，医生会告诉你目前怀孕的周数。怀孕时间是从末次月经的第一天算起，因此到确认怀孕的时候，实际上至少已经怀孕5周了。预产期是从末次月经的第一天起计算，280天后的日期。怀孕37～41周出生的新生儿属于足月生产，超过42周属于超产，需要进行人工催产。

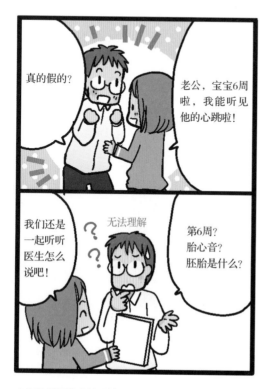

真的假的？

老公，宝宝6周啦，我能听见他的心跳啦！

我们还是一起听听医生怎么说吧！

无法理解

第6周？胎心音？胚胎是什么？

※胚胎就是着床的受精卵，也就是怀孕8周前的胎儿。

● 计算孕周的方法

时期	月数	周数	状况
初期	1个月	0	从末次月经的第1天算起，本周是第0周
		1	
		2	排卵日出现在第2周
		3	受精卵着床，已经受孕成功
	2个月	4	本周应该是下一次月经到来的日子
		5	用早孕试纸检查是否怀孕
		6	检查是否能听到胎心
		7	
	3个月	8	
		9	
		10	孕3个月时能够确定预产期和孕周
		11	
	4个月	12	
		13	
		14	
		15	
中期	5个月	16	胎盘发育完成，进入孕中期
		17	
		18	
		19	
	6个月	20	
		21	22周前停止妊娠的情况，属于流产
		22	在22～36周出生的婴儿属于早产儿
		23	
	7个月	24	
		25	
		26	
		27	
后期	8个月	28	28~30周羊水值达到高峰
		29	
		30	
		31	
	9个月	32	
		33	
		34	
		35	
	10个月	36	
		37	37～41周出生的婴儿属于足月儿
		38	
		39	
		40	40周0天为预产期
		41	
		42	42周之后出生的婴儿属于晚产儿

怀孕期间 注意事项

减肥

**不要自顾自地减肥，
要与医生商量**

怀孕期间因过于在意体重的增长，进而采取不吃主食、不摄入碳水化合物来减肥的做法对胎儿影响很大。所以一定要跟医生好好商量。

吸烟

**吸烟阻碍宝宝生长，
必须控制吸烟**

烟草中的尼古丁有收缩血管的作用，可能会阻碍脐带给胎儿输送营养物质和氧气，极易造成胎儿早产和出生低体重。准妈妈应远离二手烟，因此，这段时间准爸爸应给予保护，努力戒烟。

饮酒

**饮酒阻碍胎儿发育，
应尽量控制**

长期饮酒容易导致胎儿发育迟缓，造成胎儿先天性酒精过敏，不过偶尔喝点酒是没有问题的，但在怀孕期间还是应当尽量控制饮酒。

药或保健食品

**有任何病症，
请告知医生**

一定要在医师指导下服药或保健食品。

穿高跟鞋

容易摔倒，尽量不穿

怀孕之后，不但注意力不再那么集中，而且身体平衡感也会变差。穿高跟鞋和易松脱的凉鞋不仅有摔倒的危险，还会加重腰部负担。

X射线检查

**一次X射线的
辐射其实很小**

其实X射线的辐射很小，因此，怀孕期间在得到医生准许的情况下接受X射线检查是没有任何危害的。

开车、骑车

**开车、骑车都没问题，
但要适可而止。临近
预产期尽量不要开车**

没有规定说怀孕期间不能开车、骑车，但容易身体疲劳的孕妇要格外注意，在身体感觉不那么疲劳时可以适当进行。为了安全考虑，在临近预产期时，还是要尽量避免。

运动和旅行

**如果孕期没有特别的
反应，这两项都可以做**

如果孕期身体状况允许，散步和游泳都是很好的运动方式。在医生准许的情况下也可以出门旅行，但要注意休息，不要过于疲劳。在孕中期，运动和旅行是比较安全的。

喝咖啡

**1天1～2杯，放松心
情是可以的**

很多准妈妈不敢喝咖啡和红茶，因为担心咖啡因会影响胎儿。其实，1天只喝1～2杯是完全没有问题的。其余时间若是觉得白开水太过平淡，可以用花茶和果茶代替。

电子产品
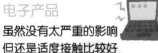

**虽然没有太严重的影响，
但还是适度接触比较好**

电脑和手机产生的辐射对胎儿的影响微乎其微。但孕妇如果长期接触电子产品，容易造成视觉疲劳和腰背酸痛等不适，因此应尽量避免长时间接触。

染发、烫发

一般不建议

虽然染发和烫发药膏中的化学成分通过头皮被人体吸收的量很小，但是一般不建议在怀孕期间染发、烫发。

宠物

**只要不是过度接触，
就没问题**

过度接触宠物容易感染弓形虫病，因此，接触宠物后要立即洗手，不要亲吻宠物，也不要接触宠物的粪便。

第 3 个月 8~11周

妊娠反应最高峰。即使准妈妈身体感到不适，腹中的宝宝依然安稳地成长

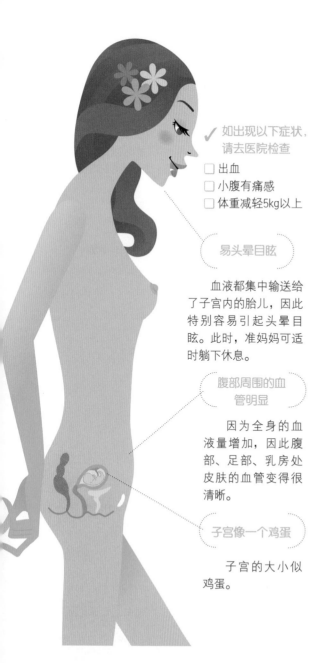

准妈妈 虽然身体有些不适，但不要过度紧张，安心接受就好

怀孕3个月时很多妈妈都会觉得妊娠反应很强烈。一般来讲，这段时间食欲会变差。想要克服妊娠反应只需注意两点：一是多喝水，二是多排尿。如果发现不爱喝水，并且呕吐感持续时间很长，则属于重度妊娠反应，需要立刻去看医生。

此时子宫内的胎盘还没有发育完全。准妈妈们的身体功能会被全部调用以支持宝宝的成长。为了给快速成长的宝宝提供营养，准妈妈身体里的血液会急速增加并输送给子宫中的胎儿。准妈妈的血液循环变慢，易感觉头晕目眩。这时不要勉强自己，要适时躺下休息。只要熬过这段时间，妊娠反应很快就会消失。

✓ 如出现以下症状，请去医院检查
☐ 出血
☐ 小腹有痛感
☐ 体重减轻5kg以上

易头晕目眩

血液都集中输送给了子宫内的胎儿，因此特别容易引起头晕目眩。此时，准妈妈可适时躺下休息。

腹部周围的血管明显

因为全身的血液量增加，因此腹部、足部、乳房处皮肤的血管变得很清晰。

子宫像一个鸡蛋

子宫的大小似鸡蛋。

医生这样说

尽管妊娠反应时各位准妈妈都很辛苦，但是此时腹中的宝宝却在快速成长，所以要放宽心。准妈妈的这些身心变化，都是宝宝给妈妈的提示，他在不断地跟妈妈说："他很好。"所以，准妈妈们要留心自己的变化。对于那些没有妊娠反应的准妈妈，只要确认宝宝胎心跳动正常，便不必担心。

宝宝 从胎芽转变成为胎儿

怀孕前2个月时，宝宝还只是胎芽，怀孕3个月后就可以称为胎儿了。胎儿骨头继续硬化，身上开始长肉了，手指和脚趾也慢慢开始可以区分开来。此时，胎儿的心脏、大脑、肝脏、肾脏等器官开始形成，胎儿已经开始活动小手小脚了，但准妈妈暂时还感受不到胎动，胎动大概会在怀孕5个月后出现。此时通过测量胎儿的头臀长重新计算孕周，预产期有可能会有所变化。

小小的成长步伐

- 心脏、大脑、肝脏、肾脏等器官开始形成
- 眼睫毛、嘴唇及牙胚开始形成
- 阴道和睾丸等性器官开始生长
- 手指和脚趾已经长出

● 此时期的 B 超照片

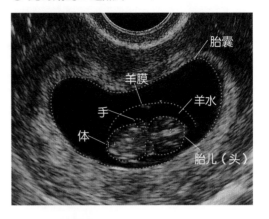

胎囊
羊膜
羊水
手
体
胎儿（头）

怀孕11周左右
胎儿的大小
身长 4~6cm
体重 约20g
※身长以头臀长来计算

脸、身体和手的位置变得清楚明了。内脏开始发挥功能，可以确认胎心音。

For Baby

准妈妈要做的事

此时准妈妈可能会感觉烦躁不安、浑身乏力或嗜睡等，不要担心，这些都是胎儿生长的信号，只要尽可能地多注意休息即可。

准爸爸要参与

在妊娠反应期间，准妈妈早上起床后会比较难受，也会因为对气味敏感而出现不爱吃饭的现象。此时准爸爸要照顾好准妈妈，给予关怀并主动承担家务。

✎ **怀孕第 3 个月你可以做的事**

- ☐ 到社区领取《母子健康档案》
- ☐ 职场妈妈应向单位告知
- ☐ 和家人商量是否回娘家生产
- ☐ 决定在哪家医院生产，及时建档

在确认为正常宫内怀孕后，就可以领取《母子健康档案》了。

名词解释

重度妊娠反应

如果出现长时间恶心、呕吐的情况，需要到医院进行治疗。根据具体情况，看看是否需要住院输液。

头臀长

胎儿的头到屁股的长度。根据这个数据可以推测出孕周数。

与妊娠反应和平共处的方法

妊娠反应因人而异，为了能缓解症状，一起学习应对技巧吧

妊娠反应在怀孕7～11周时达到高峰，无法摄取水分时请及时就医

妊娠反应是怀孕初期最典型的不适症状。这是在怀孕之后对准妈妈的第一道考验。

妊娠反应在怀孕7～11周时达到高峰，在怀孕12～17周时会逐渐减轻直至消失。妊娠反应因人而异，有些准妈妈没有任何反应，而有些准妈妈就比较难过，任何食物都吃不下，不得已只能接受营养

输液，这样的日子有时还要熬到生产，真是令人郁闷不已。

究竟为什么会有妊娠反应，原因尚不明确。其中有两种说法比较有说服力。一种是因为受激素分泌的影响，呕吐中枢神经受到了刺激；另外一种是由于腹中胎儿不太接受某种食物而引发呕吐。

具有妊娠反应并不是生病，因此不需要治疗。但如果发现有脱水现象，则属于重度妊娠反应，此时准妈妈需要立刻就医。

妊娠反应的主要症状

饮食口味的改变

怀孕前喜欢吃的食物，怀孕后竟一点都不想吃，之前不喜欢的，现在倒是可以吃得津津有味。最明显的特征就是怀孕后爱吃酸的，爱吃口味较重的食物。

头痛、烦躁不安、口渴、打嗝、便秘、尿频、皮肤粗糙等

呕吐感

胸闷并伴有呕吐感，以及食欲不振等是妊娠反应的典型症状。除了晨吐，什么都吃不下还感到恶心，就算勉强吃下，过一会儿也会吐出来，有上述症状的准妈妈也很多。

嗜睡，易疲劳

怀孕初期受内分泌失调的影响，嗜睡感和疲劳感逐渐增强。不分昼夜地睡，即使睡得再多也感觉睡不够，而且因为感到很疲劳，做什么都很吃力。

出现以下症状请及时就医

- ☐ 1天之内呕吐数次
- ☐ 排尿量极少
- ☐ 1周内体重减轻2kg以上
- ☐ 几乎不进食
- ☐ 无法摄取水分
- ☐ 肌肤和嘴唇很干燥
- ☐ 早上起床困难

对气味敏感

这一时期准妈妈对气味尤为敏感，如油烟味、香水味等，还有准爸爸的气味。因为此时的嗅觉变得很敏感，所以平时不在意的气味，在怀孕初期都可能引起呕吐感。

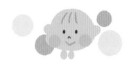

应对妊娠反应的 方法

适当喝些碳酸饮料或者果茶

很多妈妈在妊娠期时不爱喝水，这时可以喝一些碳酸饮料或果茶，这样可以及时补充水分。但要注意，碳酸饮料一般糖分含量很高，最好选择低糖饮料。

有食欲的时候吃一些想吃的东西

即使孕吐反应严重，胃口很差，不想吃东西，也不会严重影响腹中宝宝的健康成长。在准妈妈感觉有食欲时，可以适当吃些喜欢吃的食物。

一点一点地补充水分

一吃就吐，容易产生脱水症状，所以要注意一点一点慢慢补充水分。只要喝得下，就喝一点。但若完全无法入口，就要去看医生了。

穿着宽松的服装

如果准妈妈感觉穿紧身衣裤不舒服，不妨尝试换成宽松的服装，以免因衣裤过紧而影响血液循环。

注意饮食方法

如果想要摄取水分，可以多喝些汤，如果没有食欲，也可以喝些柠檬水。

随身携带一些糖果

如果胃里感觉不舒服，可以吃一些酸甜或薄荷口味的糖，这样可以缓解呕吐感。

闻一些自己喜欢的气味

怀孕期间最好远离洗手间的芳香剂及刺鼻的香水，可以闻一些自己喜欢的气味。可以在房间里点一些植物精油，以助睡眠。

错峰出行

对于职场准妈妈来说，没有比上班堵车更让人感觉辛苦的了。如果觉得很辛苦，可以和单位领导协商一下，错峰上下班。

注意：有些精油不适用！

有些植物的精油会促进子宫收缩，如肉桂、茉莉、鼠尾草、茴香、柠檬草等，在怀孕期间使用是不恰当的。所以在购买精油时，务必询问店内工作人员。

瑜伽

孕期可以适当做些能够调整呼吸、放松心情的运动，如瑜伽。这些运动能够加快血液循环，能有效减轻妊娠反应。这些运动可以在早晨或晚上进行。

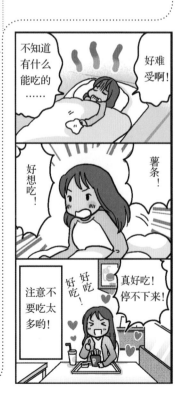

注意日常生活小细节

怀孕期间，由于肚子里有宝宝，尽可能不要勉强行事，让自己处在从容不迫的状态中吧

孕期生活最重要的就是放松心情

怀孕期间，准妈妈经常担心做运动会给腹中宝宝带来影响。不管是没有妊娠反应的，还是妊娠反应结束后的准妈妈，都不可能像孕前那样做运动。

因受激素分泌的影响，准妈妈的注意力可能会变得不集中。很多妈妈常常会抱怨什么都做不了，心情变得很焦虑，这对腹中的宝宝很不好。这时一定要稳定心态，告诉自己一切都会过去的。

这段时间，准妈妈会得到准爸爸和其他家人的照顾，尽可能不要勉强自己，放松心情，尽情享受生活。

性生活

准妈妈的身体状况是第1位的

怀孕初期，性生活可引起子宫收缩，易导致阴道出血，因此在怀孕前12周内应尽量避免性生活。怀孕3个月后直到生产，只要没有早产的症状，并且医生没有特别嘱咐，可以有适当的性生活，但应以动作轻柔、准妈妈感觉舒适为宜。

做家务

将强度较大的家务交给准爸爸吧

如果医生没有特别叮嘱，日常家务可以做一些。但如果感觉肚子不舒服，请马上躺下休息。诸如打扫浴室、整理床铺这类的家务可以交给准爸爸去做。如果是很难清理的角落或打扫的面积较大，最好还是请专业的家政人员来做。

搬家

交给搬家公司吧

怀孕期间搬家，会令身心都很疲惫。如果一定要搬家，请准爸爸找搬家公司来帮忙，这样准妈妈就不用太辛苦了，可以安心静养。

购物

在家的附近采购，也可在网上购物

如果需要买些食物和日用商品，可以去家附近的超市。如果买米或饮料之类的重物，请交给准爸爸。当然还可以在网上购物，这样可以送货上门，非常方便。

省时料理好主意

使用焖烧罐

焖烧罐是可以将食物加热并保温的容器。将大米和水同时放入，放置一段时间后就可以熬成粥啦，当然也可将汤和意大利面放进去。

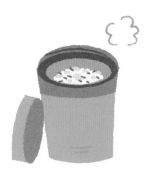

料理

做省时料理，
轻松最重要

怀孕期间如果长时间站立，会对准妈妈的腰部产生很大负担。对气味敏感的准妈妈，在厨房时间久了还会有呕吐感，因此最好在厨房放置一把椅子，以便随时让准妈妈坐下休息，也可以请准爸爸帮忙为家人准备料理。

不开火的微波炉

微波炉的优点在于做饭快速并且易于清理。用微波炉加工的蔬菜，更加鲜嫩，其中的营养成分也不易流失。

将蔬菜和调味料放进微波炉容器内加热数分钟，温沙拉就做成了。另外，像欧姆蛋、意大利面、鱼类或肉类料理等也能简单制作出来。

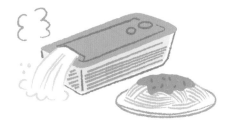

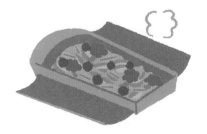

充分利用罐头做料理

利用鲑鱼罐头和米，可以简单制作出鲑鱼炒饭。切好的白萝卜丝拌上美乐滋，即能做成白萝卜丝沙拉。

用剪刀轻松做料理

例如，用料理剪刀剪小油菜，并微波加热3分钟，再拌点日式酱汁和小鱼干，清爽的凉拌小油菜就做成了！

简易蔬菜半成品

在超市和便利店里有已经切好的简易蔬菜半成品售卖。在半成品上撒上已经切好的圆白菜和茼蒿，再加点调味料，沙拉就做成了。也有炒菜用的半成品，好好利用这些做料理吧！

好好利用《母子健康档案》

在拿到《母子健康档案》的那一刻，就完全能感受到自己当妈妈了。接下来就来看看手册怎么使用吧

记录宝宝健康的重要工具

准妈妈在医院被明确告知怀孕后，也就是能够真切地听到胎心音之后，医生会告诉你到户口所在地的社区领取一本《母子健康档案》。

《母子健康档案》是用于记录宝宝和准妈妈身体健康现状的手册。这上面会记载准妈妈在整个怀孕期间各项检查的数据，还有新生儿的检查指标和疫苗接种等重要信息。

孕期检查时，医生会把准妈妈和胎宝宝的身体状况记录在上面，因此记得每次去孕检时都要随身携带。档案上有几项是询问准妈妈现在的身体状况和精神状态的，还请准妈妈们不要有所顾虑，如实填写。这本档案记录了宝宝成长的每一个瞬间，是宝宝成长的纪念，所以一定要保存好。

外出时也要随身携带

去医院检查时需要携带《母子健康档案》，长期外出时也要将它带在身边。因为若在外地需要就医，医生可根据《母子健康档案》了解准妈妈的身体状况并加以治疗。另外，为防紧急情况，应提前告知家人《母子健康档案》的所放之处。

每个地区《母子健康档案》的记录项目可能不太一样，但内容都是大同小异的。

如何领取《母子健康档案》

到户口所在地的社区填写一张怀孕证明单。除了能领取到《母子健康档案》，还能拿到当地社区医院的服务宣传单。越早领取，越早享受服务。

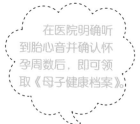

在医院明确听到胎心音并确认怀孕周数后，即可领取《母子健康档案》。

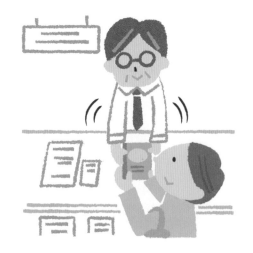

注意! 在领取《母子健康档案》时，需要户口所在地社区的印章和医院开具的证明，事前需要和户口所在地的社区及医院进行沟通。

日本准妈妈记录事项

《母子健康档案》

Q

除本人外，其他人也能领取《母子健康档案》吗?

A

如果准妈妈身体不适，或者由于工作的原因而不能领取，可以让丈夫或其他亲属代为领取。

＊＊＊＊＊ **妊婦自身の記録（1）** ＊＊＊＊＊
ご自身の体調や妊婦健康診査の際に尋ねたいこと。
赤ちゃんを迎える両親の気持ちなどを書き留めておきましょう。

〈妊娠3か月〉妊娠8週〜妊娠11週 （ 5月27日 〜 6月23日 ）

吐きづわりでフルーツとトマトしか食べられなくて、4キロ痩せてしまって、赤ちゃんがちゃんと成長できているか心配だった。でも、10週に入ってからつわりがおさまってきた。これから少しずつ体力をつけていかなくちゃ。

※妊娠・出産について気軽に相談できる人を見つけておくと安心です。

〈妊娠4か月〉妊娠12週〜妊娠15週 （ 6月24日 〜 7月21日 ）

だいぶつわりが落ち着いてきて、楽になってきた。ちょっと便秘気味なので、医師に相談して便秘の薬を処方してもらったけど、徐々に運動もして、便秘解消したい!

※妊娠初期の血液検査結果を確認しましょう（以降も各種検査結果について確認しましょう。）。
※里帰り出産を予定している場合は、医師や助産師、家族と話し合い、準備しましょう。

最終月経開始日	20×× 年	3 月	31 日
この妊娠の初診日	20×× 年	5 月	12 日
胎動を感じた日	20×× 年	8 月	3 日
分娩予定日	20×× 年	1 月	6 日

※働く女性は、妊婦健康診査等で医師等から指導（予防措置も含みます。）があった際は、「母性健康管理指導事項連絡カード」を活用しましょう。

准妈妈关于自身疑问的记录

这项内容可填可不填。怀孕期间有任何疑问都可以记录下来，将想要咨询医生或助产士的问题也记录下来，以免就诊时忘记。

末次月经的日期

怀孕初期，可根据末次月经时间来推算怀孕周数和预产期，因此必须牢牢记住。更为准确的孕周和预产期需要在B超检查后推算获知。

记录第一次感受到胎动的日期

记录宝宝第一次在腹中运动的日期。虽然胎动时间因人而异，但大部分初产妇都会在18～20周时感受到胎动，经产妇一般在16～18周时感受到胎动。

预产期

从末次月经的第一天开始算起，并结合B超检查结果推算出预产期。

初诊日期

记录第一次去医院检查，并被告知怀孕的日期。

填写怀孕申请表可享受以下服务

健康档案

户口所在地的社区会将《母子健康档案》发给准妈妈。上面记录了与怀孕相关的一系列指导意见和知识。

父母知识讲座

户口所在地会举办一些孕期父母知识讲座。讲座时间会记录在宣传册和网页上。

选择适合自己的医院

事先做好万全的调查，选择你信任的医院，从怀孕到生产都能好好照顾你

医院种类五花八门

在确认怀孕之后，接下来就要找自己准备生产的医院了。

医院分为很多种，如综合医院、妇产专科医院、私立医院等。

选择医院时，要考虑医院与家的距离、是想顺产还是剖宫产、费用的高低、住院的环境条件及服务水平等，要多方面考量，慎重选择。

 医院的 种类 和 特点

综合医院

综合医院中除了产科，还有其他科室，谨慎小心的准妈妈可以选择。

特征

除了产科以外，综合医院还设有很多其他科室。因为具有新生儿急症诊疗室，所以，即使是多胎生产、高龄、紧急剖宫产的准妈妈也不必过于担心，在这里能够接受全面的治疗。但由于前来就诊的人很多，排队等待的时间会相对较长。

适合的人群

· 患有高血压、糖尿病、子宫肌瘤等的孕妇。
· 前置胎盘的孕妇。
· 高龄、怀多胎的准妈妈等。

妇产专科医院

这是专为孕产妇建立的专科医院。医院里有专业的医生和助产士，且具备能够接收残疾儿和低体重儿的重症监护室。

特征

妇产专科医院拥有大量妇产科医生，并拥有大量先进的设备。在整个孕期和生产过程中遇到任何麻烦都能及时解决。妇产专科医院还会提供一些产后健身运动及膳食营养的指导等，建立与产妇的联系。这里还能举办育儿课堂，充实产妇的产后生活。

适合的人群

· 孕期有特殊状况的准妈妈。
· 想多结交一些朋友的准妈妈。
· 高龄产妇。

私立医院

在私立医院里，准妈妈的生产方式及生产时所需要的设施都根据孕妇的要求而定。在有紧急情况时，可及时与附近的综合医院联系会诊。

 特征

私立医院遍布各地，在这里，准妈妈可以对分娩方式有多种选择。医院配备了很多套间，家人可以陪同入住。

适合的人群

对生产环境要求较高的孕妇，希望结交更多朋友的孕妇，对分娩方式有特别要求的孕妇等。

医院选择清单

地点

- ☐ 离家近
- ☐ 从家里到医院乘车不超过1小时
- ☐ 遇紧急情况如需转院，须与所转医院相近

分娩方式

- ☐ 无痛分娩
- ☐ 计划（诱发）分娩
- ☐ 自由式分娩

房间设施

- ☐ 单间/混间
- ☐ 产后母子不同屋/同屋
- ☐ 产后家人可以陪住的套间
- ☐ 待产、分娩同室
- ☐ 新生儿监护室

提供的服务

- ☐ 专业的护理人员
- ☐ 同主治医师在一起
- ☐ 有营养师对饮食进行指导
- ☐ 分娩时能得到万全照顾
- ☐ 强调母乳喂养
- ☐ 配备儿科医生

其他服务

- ☐ 有孕期有氧运动和瑜伽操的讲座
- ☐ 有准爸妈的育儿讲座
- ☐ 有产后按摩修复等服务

产前遗传诊断的种类与内容

在胎儿出生前，要对胎儿进行诊断，确认其有无异常情况

产前无法得知胎儿的所有先天性疾病

生产前，为了判断胎儿是否患有先天性疾病，需要对准妈妈进行一系列检查。

生产年龄越大，因染色体异常而生出不健康的宝宝的概率就越高。生出患有唐氏综合征的宝宝的概率分别为：产妇20岁左右——0.1%，产妇35岁——0.3%，产妇40岁——1%。

产前检查的优点在于，对于有先天性疾病的胎儿，可以早发现早治疗。另外，一旦发现胎儿有问题，准爸妈要做好心理准备。有些准妈妈会因为检查出胎儿先天性疾病高风险，而不得已选择流产。当然也不是说这项检查能够查出所有的先天性疾病。

请与丈夫沟通一下是否需要检查

有些检查的结果涉及是否要继续妊娠等一系列的烦琐问题。

比如说，通过羊水检查虽然可以得知染色体是否存在异常，但不能肯定宝宝是否一定患病。很多准妈妈得知某一项检查查出问题后，心中会十分担忧。

既然决定接受检查，如果发现有异常，那么夫妻两人就要考虑所有的可能性，两人必须进行沟通，意见一致是非常重要的。不管接不接受检查，夫妻之间都应该时常沟通，交换意见，加强夫妻之间的相互理解，这样才能增进夫妻感情，确保准妈妈顺利生产。

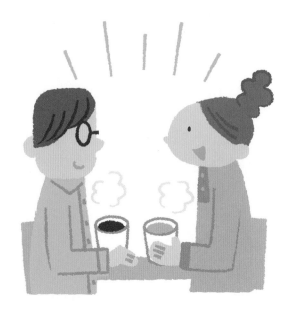

部分染色体先天性疾病筛查 项目 及 内容

血清检查

检查时间：怀孕15～17周

通过血液化验检测染色体是否存在异常

从准妈妈的血液中检测遗传给宝宝的4种成分，判断是否存在染色体异常导致的21三体综合征和18三体综合征，以及神经管畸形。如果检测结果显示高危，则需要接受更为精确的检查，如羊水穿刺。

B超检查

检查时间：怀孕7周之后

通过B超检查来判断染色体是否存在异常

通过B超来检查胎儿颈部透明层厚度，简称NT检查。如果怀孕初期NT值很高，则考虑可能胎儿患有唐氏综合征。授受本项检查，对准妈妈来说没有任何风险，但是检测结果有一定偏差，这主要与医生的检测手法不同有关。

绒毛膜取样

检查时间：怀孕9～11周

可比羊水穿刺更早进行，检查结果更准确

在怀孕初期，从准妈妈体内取出胎盘形成前的绒毛膜进行检测，检测染色体是否存在异常。本项检查比羊水穿刺进行的时间更早，结果的准确性更高。有些准妈妈接受绒毛膜检查后不得已而放弃胎儿，对准妈妈的身体伤害虽然不大，但比起羊水穿刺，这种检查导致流产的可能性还是会高一些。

羊水穿刺

检查时间：怀孕15～19周

确诊胎儿是否存有染色体异常

胎儿一直被羊水紧紧地包裹着，因此抽取部分羊水可以检测胎儿的生长情况。通过羊水穿刺可以检测出胎儿是否存在染色体异常和先天性代谢异常。检测时，直接用针头从准妈妈的子宫内抽取羊水进行检查，因此还是会有1/300的概率令准妈妈因检查而导致流产或感染。

NIPT（无创产前基因检测）

检查时间：怀孕10～18周
年龄限制：35岁以上的准妈妈

NIPT是通过检测准妈妈的血液，来判断宝宝的染色体是否存在异常的一种精确检查。因为是验血，所以完全没有流产的风险。此项检查主要检测的是胎儿是否有患21三体综合征、18三体综合征和13三体综合征的可能。如果检查结果呈阳性，则需要进一步进行羊水穿刺检查。

名词解释

唐氏综合征

又称21三体综合征，是最早被确认的染色体疾病，有60%的患儿在子宫内夭折流产，存活者出生后亦有明显的智力落后、特殊面容、生长发育障碍和多发畸形等表现。

13三体综合征

是一种先天性疾病。患病胎儿的平均寿命只有3～4个月。

18三体综合征

是由于18号染色体分裂成多个细胞所造成的先天性疾病。有10%左右的新生儿不满1岁就夭折了。

通过B超检查看到胎儿的样子

彩超检查能够让准妈妈清楚地看到腹中宝宝的样子。检查中会有许多常用术语，一起来学习一下

如果能了解到B超的意义，一定会幸福感倍增

孕中期的B超检查可以让准妈妈清楚地看到自己腹中宝宝的模样。B超照片显示了宝宝在子宫中成长的过程，因此准妈妈一定要妥善保存。检查中会记录许多数据，这些数据反映了宝宝的成长状况，因此留心这些数据的变化，可以时刻了解宝宝的成长动态。

在医院中，一般是通过B超断层二维反射波法来检测数值，此外还有三维影像及四维影像检查法。这些检查更能清晰地展示出宝宝的形态。

B超的种类

B超检查有二维、三维和四维共3种。

三维彩超、四维彩超

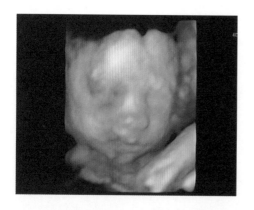

三维彩超是立体动态显示的彩色多普勒超声影像，其作用与普通彩超一样。四维彩超是以更加立体动态的形式观察宝宝的状态。虽然不能看到宝宝身体内部的器官，但是能清楚地看到宝宝的表情和动作。

二维彩超

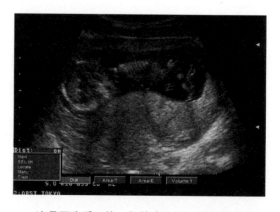

这是医院采用的一般检查方式，能够看见宝宝身体的一侧、宝宝的轮廓，白色部分是宝宝的脊柱和头盖骨，而肌肉、内脏、脂肪部分以灰色体现，羊水部分为黑色。

+（或用"×"）表示记号

这是测量宝宝大小时使用的记号。测定两个记号之间的距离。

阴道探测器的记号

阴道内细长的彩超探测器记号。

日期时间

彩超检查时间，标记在右上角。

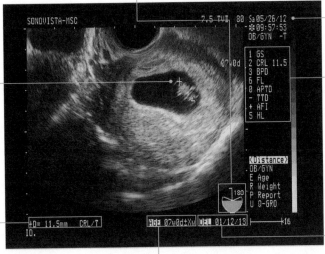

+D=Xmm

用阴道探测器推测出宝宝的大小。孕周也可以此数值推算而出。

AGE（怀孕周数）

根据宝宝的大小，推算出检查当天的怀孕周数。

DEL（预产期）

通过11周的胎儿头臀长及12周的BPO检测推算出预产期。

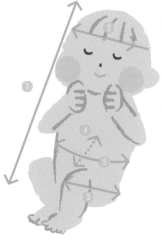

① CRL（头臀长）

是指胎儿从头部到臀部的长度。怀孕8～11周时，各个胎儿的发育状况还没有太大差别，因此医院往往通过测量CRL来推算预产期。

② BPO（双顶径）

是指头部左右两侧的最长距离，又称为头部大横径。当怀孕初期无法通过CRL来确定预产期时，往往通过BPO来推测。怀孕中期以后，在推测胎儿体重时，往往也需要测量该数值。

GS（胎囊大小）

是指怀孕初期的孕囊大小。如果胎囊在子宫内，宫外孕的可能性就很小，可以判断为正常怀孕。

③ FL（股骨长）

即股骨长度，指胎儿的大腿到屁股的长度。

④ APTD（腹部前后径）

腹部前后间的厚度称为"腹部前后径"。在检查胎儿腹部发育情况及推算胎儿体重时，需要测量该数据。

⑤ TTD（腹部横径）

是指腹部宽度。怀孕20周之后，与APTD一起用来对胎儿发育状况进行检查，有时也会测量腹部的面积。

第4个月 12~15周

妊娠反应已告一段落，胎盘形成。准妈妈和宝宝进入安稳时期

准妈妈 腹部开始隆起，身心渐渐平稳

怀孕最初的3个月，准妈妈常担心会流产。进入第4个月后，便进入了安稳时期。孕期检查也变为4周一次。由于检查的间隔时间变长，很多准妈妈时常会担心自己的身体和腹中宝宝的生长状况。

怀孕至满4个月时，胎盘已基本发育完成。宝宝已能完全从准妈妈那里吸收氧气和营养物质，并将代谢物输回给准妈妈。准妈妈的身体负担大为减小。当然，为了继续给宝宝输送营养物质，准妈妈还是要继续保持饮食均衡。

现在子宫有一个婴儿的头一般大小，

✔ 如出现以下症状需要立刻就医
- ☐ 出血
- ☐ 小腹疼痛
- ☐ 腰部酸痛

妊娠反应慢慢消失

怀孕12周之后，妊娠反应逐渐消失。准妈妈会感觉很轻松。

基础体温有所下降

从怀孕初期的略高体温逐渐降低。

腹部开始隆起

此时的胎儿还很小，但腹部已开始隆起了。

医生这样说

你的孕期已经过完了1/3，接下来体形会慢慢改变。这时孕吐已经不那么严重了，但还是很容易感到疲惫。绝对不要想把之前累积的工作与家事一次解决，此时还是需要好好休息的。

腹部逐渐开始隆起。因为乳房和乳腺进一步发育，所以准妈妈时常会感到胸部胀痛。此时，孕妇的体重开始有明显增加，准妈妈的"孕"味逐渐明显。

 宝宝 内脏和骨骼已发育完全，手指、脚趾等身体的细小结构也开始形成

宝宝通过胎盘吸收氧气和营养物质，骨骼和肌肉已开始发育，身体上形成了一层薄薄的胎毛。指纹、脚指甲等细小结构也逐渐形成。虽然此时宝宝的大小还只有手掌那么大，但到怀孕满4个月的时候，身体的基本器官都已经发育完成了。

现在腹中的宝宝开始吸吮手指，会模仿大人做许多可爱的小动作，也能隐隐约约地听见外界的声音。

小小的成长步伐

- 活动越发频繁
- 内脏和骨骼基本发育完全
- 形成胎毛
- 消化器官开始形成

● **此时期的 B 超照片**

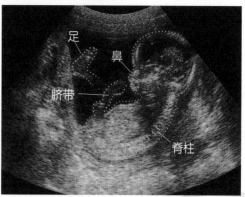

足
鼻
脐带
脊柱

宝宝的脸很饱满，手脚都伸展出来，身体的轮廓看上去开始像个小婴儿了。

怀孕15周左右胎儿的大小
身长 约15cm
体重 约100g
※身长以头臀长来计算

For Baby

准妈妈要做的事
准备好吃的饭菜。

准爸爸要参与
怀孕期间，准妈妈的心情起伏很大。准妈妈的不良情绪会影响腹中宝宝的健康成长，因此准爸爸要耐心倾听准妈妈诉说心事。

✐ **怀孕第 4 个月你可以做的事**

- ☐ 饮食均衡，控制体重
- ☐ 注意身体保暖
- ☐ 注意补钙和补铁
- ☐ 准备好孕妇服装

此时期准妈妈的血容量增加，容易引起贫血。在饮食上，注意多吃些钙、铁含量丰富的食物。

名词解释

乳腺
存在于乳房中，是分泌并输送母乳的组织。

胎毛
起保护胎儿皮肤的作用。

注意到身体的变化
肚子开始大了起来

随着怀孕月份的增加，身体开始发胖。选择适合自己的孕妇装以及预防妊娠纹是非常必要的

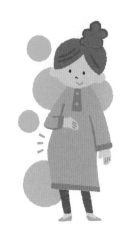

准妈妈自己也要注意装扮

怀孕4～5个月时肚子开始一天天变大，胸部和臀部也开始越发丰满。如果觉得衣服不舒适，不妨换一身宽松的孕妇装吧。虽然怀了宝宝，但还是可以打扮自己，保持好心情。

选择孕妇装

例如选择孕妇内裤时，不要只看它的设计和颜色，更重要的是要看它的透气性和舒适性。

腹带

必须要能够完全包裹住腹部，能够支撑日益沉重的肚子，能够起到保温和防止腰酸的作用。

文胸

选择舒适宽松无钢圈的文胸，这样产后也能穿。

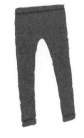

内裤

比普通内裤要大一些，要能够包裹住整个腹部，能够保护准妈妈和腹中的宝宝。

牛仔裤

要选择腰部有松紧带且弹性较好的裤子，要选择舒适的款式。

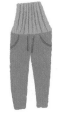

打底裤

要可以完全包住准妈妈的肚子，且穿脱方便。

连衣裙

虽然不是孕妇专用，但是裙子两侧应配有拉链，这样易穿脱，且宽松舒服。

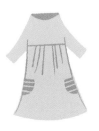

鞋子

肚子变大之后，许多孕妇的脚也会随之变大。尽量选择舒适的运动鞋或其他平底鞋，尺码要合适。

妊娠纹的由来

妊娠纹不仅长在肚子上，还可能
长在大腿处、胸部或臀部

　　妊娠纹是指在怀孕期间，皮肤上长出的暗红色条纹。长妊娠纹的原因主要是怀孕后身体发胖，皮肤表面被不断撑开。除了肚皮容易被撑开，胸部、大腿根部及臀部的皮肤也容易被撑开，因此要多多留意。

　　不一定每个孕妇都会长妊娠纹，主要是看体重增长情况，还有个人的体质和皮肤状况。大约有30%的准妈妈会长妊娠纹，妊娠纹一般从怀孕7个月时开始变得明显。

　　想要预防妊娠纹，首先要注意对体重的控制，不要让皮肤被过度抻拉。另外，每天要用乳液护理肌肤，保持肌肤湿润。即便已经长了妊娠纹，也不要沮丧，要继续坚持护理皮肤，以防长得更多。很多准妈妈难以忍受肚子上长出一条条妊娠纹，其实，产后妊娠纹会逐渐淡化，最后会变得不那么明显。

容易长妊娠纹的地方

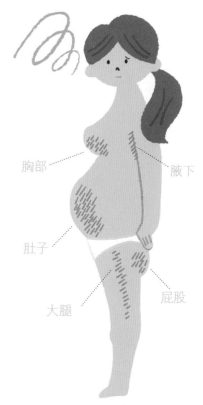

胸部　　腋下　　肚子　　大腿　　屁股

因为体重增加而引起皮肤的过度抻拉，在身体的任何部位都可能长出妊娠纹。

按摩有助于预防妊娠纹

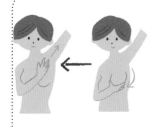

（ 胸部、腋下 ）

将手放在乳房下，从腋下往胸部按摩，再从腋下往上臂处按摩。

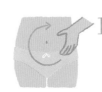

（ 腹部 ）

1 将手放在肚子上，顺时针方向涂抹乳液或按摩油。

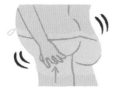

（ 臀部 ）

将手掌放在臀部下侧，反复由下向上推。

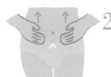

2 用手掌在肚子上由下往上轻推。若肚子开始变得紧绷，请马上停止动作。

怀孕期间能做和不能做的事

怀孕时，很多准妈妈都会困惑哪些事可以做，哪些事不可以做。下面就交通方式和休闲娱乐两方面进行说明

困惑的时候请找医生谈谈

怀孕之后身体发生了巨大的变化，这些都是为了给宝宝创造一个良好的生长环境，因此在生活上有很多细节都与孕前有所不同。

怀孕之后，准妈妈总会思考，做什么事对宝宝好，做什么不好。虽说在孕期应该万事小心，但是适当出游还是可以的。不论做什么，最重要的是准妈妈要保持愉悦的心情。孕期安全最重要，如果有想出游的计划，可以提前同医生商量。

出游虽然可以，但最好不要选择在怀孕的最初3个月和最后2个月。另外，要注意最好不要出国旅行或听太过吵闹的音乐。

交通方式

飞机

孕妇乘飞机是没有问题的，但注意不要超过6小时，长时间坐飞机容易导致过度疲劳。

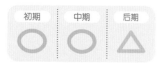

车

怀孕期间孕妇的身体容易疲劳，易导致注意力不集中。如果状态不好，还是不要开车了。

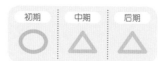

自行车

怀孕之后孕妇的肚子变大了，身体平衡感变差，因此不要骑自行车。

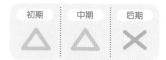

休闲娱乐

旅行

如果身体状况允许，孕妇出去旅行是没有问题的，但孕早期和孕晚期应尽量避免远行。

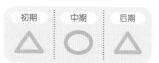

温泉

同怀孕前相比，怀孕后人更容易眩晕。因此孕妇尽量不要在温泉池里待太久。蒸桑拿也容易引起脱水及体力透支，因此应尽量避免蒸桑拿。

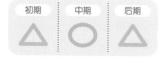

海水浴场

孕妈妈是否能够去海水浴场还要与医生商量，根据自己身体的情况而定。盛夏时节，海水浴场人多拥挤，孕妇易被冲撞，因此应尽量错开高峰，并注意保暖。

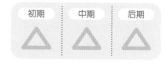

○ 表示可以进行　　△ 表示量力而行，最好提前与医生沟通　　✕ 表示不可以进行

休闲娱乐

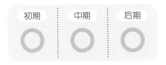

只要身体允许，准妈妈随时都可以去购物。购物还能散步，可以舒缓心情。购物时最好选择有休息场所的商场。

初期	中期	后期
○	○	○

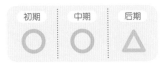

虽然没有特别的问题，但要避免情绪激动。怀孕5个月之后，正处于胎儿听力发育时期，要避免外界声音过大而吵到宝宝。

初期	中期	后期
○	○	△

看电影

若身体状况允许，看电影是没问题的。但是如果长时间保持同样的坐姿，会影响血液循环，因此在观影中间可偶尔离开座位，舒展筋骨，以促进血液循环。

初期	中期	后期
○	○	○

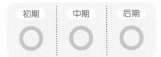

如果准妈妈想做一些运动，那么孕妇舞蹈和孕妇瑜伽再合适不过了。孕期运动要适度。

初期	中期	后期
○	○	○

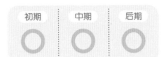

孕妇在宽敞的水族馆和动物园里游玩是完全可以的。散步过程中，孕妇要不时地坐在长椅上休息，及时补充水分，尽量放轻松，不要过于疲劳。

初期	中期	后期
○	○	○

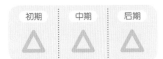

如果游乐场里的游乐项目需要排队，这对准妈妈来说是很累的。若条件允许可以乘坐游览车来代替步行。尽量避免玩过于刺激危险的项目。

初期	中期	后期
△	△	△

该向职场同仁告知的是……

- ☐ 怀孕的状况（周数）
- ☐ 怀孕期间希望的上班方式（如错开高峰时间上下班等）
- ☐ 产检日（请假）
- ☐ 预产期
- ☐ 预计产假日期
- ☐ 产后是否回来上班
- ☐ 产后复职的时间

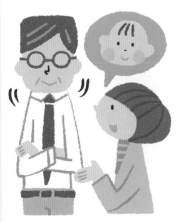

职场

尽早告诉上司自己的身体状况，以便得到照顾

一旦确认怀孕之后，一定要及时向自己的上司汇报，以便在工作安排上有所考虑。在怀孕稳定之后，可向亲朋好友告知。

怀孕检查时要 "注意的词语"

初期

在怀孕检查的时候，医生说了好多话，但都不太明白他的意思，现就其中一部分术语加以解释

即使明白，也只是懵懵懂懂

在怀孕检查时，听了医生的话你总会不自觉地问 "××是什么意思" "宝宝有问题吗" 等。

在有限的就诊时间中没能解决的问题，直到第二次就诊时仍含糊不清的准妈妈大有人在。那么在这里就解答一下大多数准妈妈在怀孕检查中的疑问吧。

医生这样说

在怀孕检查的时候，有不懂的问题很正常，千万不要感到不安或者担心，不断地询问医生请求解答就好了。为了防止就诊时的误解和意思了解不清，和医生建立信任是非常重要的。

尿液中出现酮体

重度妊娠反应的证据

酮体是由于严重的脱水和营养不足导致身体营养失衡后出现在尿液中的一种物质。对孕妇而言，这是妊娠反应严重程度的一个衡量指标。

风疹抗体变少

怀孕满20周前，准妈妈应尽量避免去人多的地方

一旦孕妇的风疹抗体减少，就有必要注意避免感染风疹。怀孕未满20周的时候发病，就可能导致宝宝有先天性缺陷。所以准妈妈在怀孕满20周之前一定要尽量避开人群。

有绒毛膜下出血

在怀孕初期很常见，大多都会被人体自然吸收

在怀孕初期，"绒毛膜下出血" 是在子宫内部胎盘形成时因血液凝集而形成的。如果确认了宝宝的心跳正常，医生没说什么那就没有问题。一般情况下，凝集的血液会被身体自然吸收，但如果血肿变大，就应该进行治疗了。

似乎有子宫肌瘤

一般情况下都没有问题，可以观察着看看

30岁以上的女性，20% ~ 30%以上都会有良性的子宫肌瘤。有些人甚至第一次产检时，子宫肌瘤就会被检查出来。虽然子宫肌瘤不会影响宝宝的发育，但子宫肌瘤的位置很关键，可能会导致自然分娩变得有些困难。医生若没有任何指示，注意留意观察就好。

有**异位妊娠**的可能

怀孕周数计算错误，也可能会导致这样的情况

即使在验孕时呈阳性反应，若在子宫内无法确认有胎囊存在，受精卵就有可能是在输卵管或卵巢等其他地方着床了，也就是所谓的"异位妊娠"。特别是在输卵管着床，若放置不管，输卵管会破裂出血，并引起剧烈疼痛，因此要及早治疗。不过，多数情况下只是因为还在怀孕初期，所以在子宫内还看不到胎囊。

不能确认**胎心音**

在月经推迟2周后再次进行确诊

在医院初次能够确认宝宝的心跳大约是在月经推迟2周后，也就是在怀孕6～7周的时候。在这之前，不能确认胎心音的情况比较多。但是，在确认胎心音之后，再次检查时却发现又不能确认胎心音了，是非常危险的，因为很可能是胎停育了。

子宫内**出血**

多数出血都没有问题，请遵照医生的指示

在怀孕初期一听到"子宫出血"就会感到非常吃惊。怀孕初期的子宫内出血是胎盘形成过程中出现的血肿，即"绒毛膜下出血"。胎盘一直要到怀孕4～5个月才会稳定，因此在那之前的出血，是可以慢慢恢复的。

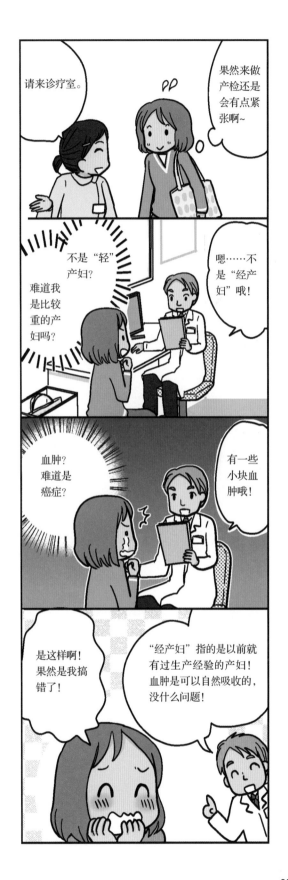

第5个月 16～19周
肚子鼓起，孕相明显，准备当妈妈啦

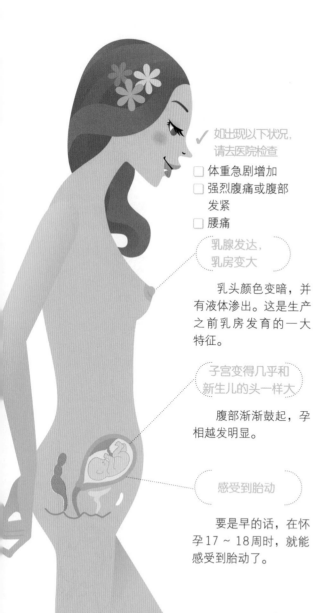

 准妈妈 肚子和乳房变大，身体变得圆润

当怀孕进入第5个月的时候，大多数准妈妈的身体状况已经基本稳定下来了。因为这时候的孕吐情况已经大为减轻，并且食欲有所增加，因此在注意保持体重平稳的同时还必须注意饮食。

从这时开始，准妈妈的身体会变得圆润。准妈妈体内的糖分虽然会变成宝宝的营养来源，但取而代之的是准妈妈的能量来源会变成脂肪，因此皮下脂肪会增加。

准妈妈心脏的负担会变重，心跳与怀孕之前相比会更快。

此时，准妈妈会觉得浑身乏力，特别容易感到劳累。工作和做家务必须量力而行，不要勉强自己。

从这个时候开始到孩子出生之前，骨

✓ 如出现以下状况，请去医院检查
- 体重急剧增加
- 强烈腹痛或腹部发紧
- 腰痛

乳腺发达，乳房变大

乳头颜色变暗，并有液体渗出。这是生产之前乳房发育的一大特征。

子宫变得几乎和新生儿的头一样大

腹部渐渐鼓起，孕相越发明显。

感受到胎动

要是早的话，在怀孕17～18周时，就能感受到胎动了。

  医生这样说

进入稳定期后，准妈妈的身心会稳定下来，胎儿会在腹中长得很快。如果能够感受到胎动，就可以和准爸爸一起看着肚子，然后轻轻抚摸，开始和腹中的宝宝讲话。从这个时候开始就把宝宝当成家中的一名成员是非常重要的。

盆周围的肌肉会渐渐变得松弛，准妈妈容易觉得腰痛。适当参与步行或游泳等运动，可以锻炼腰部肌肉，防止腰痛。

 宝宝 开始长肉，活动力变强

怀孕5个月时，胎儿的胳膊和腿脚已经成形，各种功能已经和新生儿一样，所有关节都开始活动，并且活动得非常剧烈。胎儿能够在羊水中转动、踢腿等。

从这时开始，用以调节体温的"褐色脂肪"开始在宝宝体内储存。胎儿脸上的脂肪也会增加，会逐渐长成一个圆圆的脸蛋儿。

宝宝的神经回路变得发达时，就可以感受到外界对身体的刺激了。例如，当听觉变得发达时，就可以清晰地听到外面的声音了。

小小的成长步伐

- 每天睡16~20小时
- 眉毛和眼睫毛变长
- 神经回路逐渐发育
- 胎便开始堆积

● **此时期的 B 超照片**

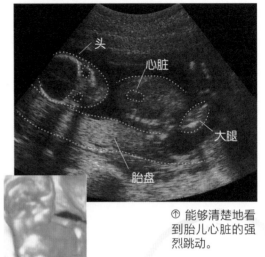

头 / 心脏 / 大腿 / 胎盘

⊕ 能够清楚地看到胎儿心脏的强烈跳动。

© 皮下脂肪堆积，准妈妈的肚子变得圆鼓鼓的。

怀孕19周左右
胎儿的大小
身长▶约**20cm**
体重▶约**200g**
※身长以头臀长来计算

For Baby

准妈妈要做的事

长时间坐在椅子上或一直保持相同的姿势，会令准妈妈感到不适。要适当休息，慢慢活动身体。

准爸爸要参与

要和准妈妈一起出去慢速散步，饮食清淡健康。尽量和准妈妈及胎宝宝的生活节奏一致。

✎ **怀孕第5个月你可以做的事**

- ☐ 开始做些轻度运动
- ☐ 均衡饮食
- ☐ 早睡早起，规律作息
- ☐ 预防和注意腰痛
- ☐ 参加准妈妈课堂、准爸妈课堂

身体状况允许的时候可以做些轻度运动。医生许可的情况下，也可以做一些孕妇操等。

名词解释

胎便

婴儿刚出生后，会排偏绿色的便便，这是在出生前形成的。

想知道关于胎动的事情

感受到胎动后，你会更加
感受到怀孕的喜悦

来自胎儿的信号，不要着急，安心等待

胎动就是胎儿向妈妈传达"我在这里"的一种信号。如果是初次生产，能够感受到胎动的时间是在怀孕18～20周的时候。非初次怀孕的话，感受到胎动的时间会相对比较早。当感受到胎动时，准妈妈可以用"你今天好吗"这样的话语积极主动地与胎儿交流。

准妈妈们感到胎动的时间会有所差异是因为每个孕妇肚皮内壁的厚度和羊水量都不同。当然，也会经常有准妈妈误把肠胃蠕动当成了胎动。只要按时孕检，暂时感受不到胎动的准妈妈也不用特别担心，安心等待就可以了。

胎动是什么感觉？

有胎动强烈到无法入睡的准妈妈，也有轻微到几乎感受不到胎动的准妈妈。胎动的方式和给人的感受因人而异。例如当胎儿用脚踢的时候就像"鱼儿跳跃的时候"一样，当胎儿在腹中咕噜咕噜旋转的时候，大多数的准妈妈都会觉得"像是在腹中搅拌一样"。

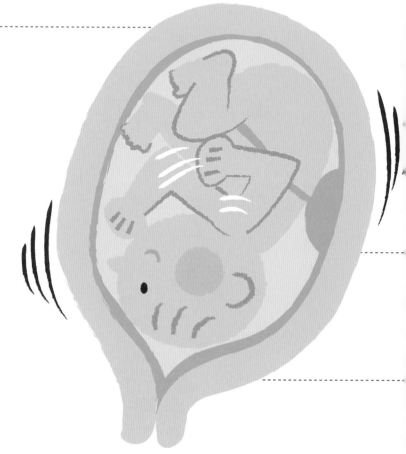

给胎儿起名字吧!
胎儿的名字就是对腹中孩子的爱称。称呼爱称容易产生亲近感，比较容易和胎儿对话。

准备生产大小事
怀孕 5 个月该做的事情

在身体状况稳定时，对必须要做的分娩准备加以总结

参加准妈妈课堂或准爸妈课堂

在这个身体状况稳定的时期，推荐参加准妈妈课堂或准爸妈课堂。

尤其是准爸妈课堂，因为和准爸爸一起参加，所以能够让准爸爸了解准妈妈在怀孕中的身体变化和分娩及产后的生活，是改变他们对身份变化认知的一个好机会。

决定是否回娘家生产

决定回娘家生产的准妈妈，在告知医院医生的同时，还要决定去娘家那边的哪家医院生产。

在怀孕5个月左右时，需要提前了解生产医院的环境，进行一次实地考察会比较放心，并且在怀孕9个月时转院。

胎动从什么时候开始?

因为有个人差异，所以准妈妈感受到胎动的时间大多是在怀孕18 ~ 20周时，也就是胎儿开始"活泼好动"的时候。

胎动什么时候更容易感受得到?

相较于饭前和白天，饭后和晚上更容易感受到胎动。因为准妈妈放松下来后，胎儿也就放松下来了，开始不停地运动，所以胎动较频繁，准妈妈容易感受得到。相反，如果准妈妈忙于工作或做家务，身体会变得僵硬疲劳，注意力不易集中，所以很难感受到胎动。

第6个月 20~23周 胎动越发明显，能够清晰辨别宝宝的性别了

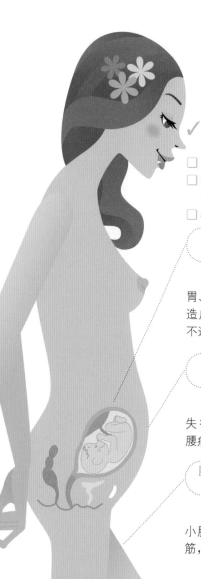

✓ 如出现以下症状，请去医院检查
- ☐ 出血
- ☐ 强烈腹痛或腹部发紧
- ☐ 心悸、气喘

（子宫有成人头部那么大）

变大的子宫会压迫胃、膀胱、横膈膜，是造成消化不良和尿频等不适症状的原因。

（肚子变大，身体的平衡发生变化）

肚子凸起导致身体失衡，这是引起背痛、腰痛等的原因。

（腿肚子会发酸，也会出现腿抽筋）

因为肚子渐渐变重，小腿肚子容易发酸、抽筋，并且会出现脚浮肿。

准妈妈 肚子凸起来的时期
能切身感受到宝宝

这一时期，准妈妈的心情和身体状况较之前更加平稳。这是能够非常清晰地感受到胎动的时期，能真切感受到宝宝的存在。

怀孕进入第21周时，准妈妈的身体会从这一刻起快速地转变为准备生产的状态。伴随着胸部和肚子的渐渐变大，准妈妈身体的重心慢慢有所变化，容易失去平衡，行动时一定要注意脚下。

当子宫变得大概有成人头部那么大的时候，胃和膀胱受到压迫，易引起消化不良，也容易产生尿频。随着血液量的增加，心脏会有负担，苦恼于心悸和气喘等身体不适症状的准妈妈逐渐增加。此时期应尽量选择舒适的睡姿。

医生这样说

虽然医生会建议每天均衡饮食，控制体重，但准妈妈执行起来有时会有些困难。其实对于食欲的控制，准妈妈不用太严苛，否则容易给自己造成压力，影响情绪。

子宫内的羊水大约3小时进行一次营养物质、氧气等的交换，因此羊水中的宝宝也处于干净的环境中。只要准妈妈汲取充足的水分，就能为宝宝提供舒适的环境。

 终于能知道宝宝的性别了

怀孕进入第6个月后，宝宝就开始构建自己复杂的神经组织了。"记忆"和"思考"的功能更是发展神速。心脏的跳动比之前更加强劲有力，手也会出现像是握拳的动作。

这时，宝宝的睡眠模式会固定下来。活动和睡眠会交替进行。通过胎动，你能够感受到胎儿类似"现在要起床啦""现在正在睡觉"等这样的变化。

宝宝的生殖器官也渐渐发育完整。通过超声检查，能够判断出宝宝的性别。但是这个时期的性别判断并不100%准确。

小小的成长步伐

- 感觉神经发育中
- 呼吸器官发育中
- 中枢神经和末梢神经构建中

● **此时期的B超照片**

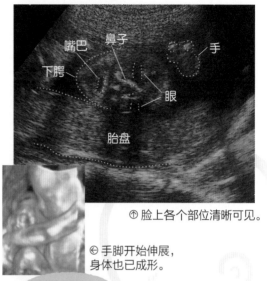

嘴巴　鼻子　手
下腭　眼
胎盘

① 脸上各个部位清晰可见。

② 手脚开始伸展，身体也已成形。

怀孕23周左右胎儿的大小

身长｜约**25cm**

体重｜约**350g**

※身长以头臀长来计算

For Baby

准妈妈要做的事

多数的准妈妈在怀孕过程中，会被诊断为缺铁性贫血。铁是维持宝宝健康成长的重要物质，所以准妈妈要多摄取一些铁。

准爸爸要参与

准爸爸在方便的时候，请陪同准妈妈去做孕期检查。这样，准爸爸不仅可以了解孩子的成长状况，还可以熟悉医院的基本情况，以便日后陪产。

名词解释

胎动

子宫中胎儿的运动。伴随着胎儿的生长，准妈妈会感受到宝宝的胎动变得越来越激烈。

✎ **怀孕第6个月你可以做的事**

- ☐ 开始关注乳房
- ☐ 去看牙科医生
- ☐ 摄取足够的水分
- ☐ 和医生商量之后，在不勉强的情况下可出去旅行
- ☐ 注意保暖

要注意，如果准妈妈的乳头形状是宝宝难以吸吮乳汁的样子，如凹陷或扁平等，应该与医生商量对策。

第7个月 24~27周

手脚浮肿，出现妊娠纹，放松心情，接受身体的变化吧

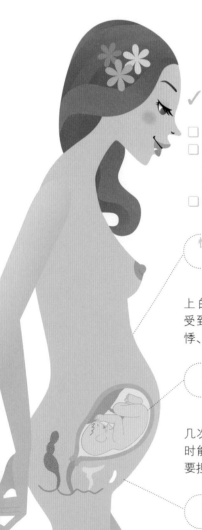

如出现以下情况，请去医院检查
- ☐ 出血、下腹部疼痛
- ☐ 1小时内肚子会出现多次紧绷，即使在睡觉时也还紧绷
- ☐ 心悸、气喘

慢慢地，仰着睡会变得很痛苦

子宫上移到肚脐以上的位置，心脏和肺受到挤压，容易导致心悸、气喘。

肚子容易感到紧绷

即使一天之中有好几次紧绷，只要在休息时能平息下来，就不需要担心。

妊娠纹会慢慢显现出来

皮肤的急剧扩张易导致妊娠纹渐渐显现。这一时期仍要注意皮肤的保湿和按摩。

准妈妈 能清楚地感受到大肚子给身体带来的负担

怀孕7个月的时候，全身的血液量会继续增加，此时是手脚易浮肿的时期。产检时若未被提及血压太高，就没什么问题。要尽量多休息，睡前沐浴可以促进全身的血液循环。

这时，子宫最上面的部分会移到肚脐之上的位置。此时身体会失去平衡，在上下楼梯时更要注意，不要摔倒。

在这时还必须注意的是，会出现消化不良或胀气等肠胃不适症状。如果出现这些症状，请食用一些较易消化的食物，且将食物分成小块，会令自己的胃舒服起来。

另外，准妈妈在这一时期，胎盘中的激素会抑制胰岛素的分泌，容易使准妈妈患

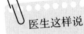

医生这样说

怀孕满7个月之后将进入孕晚期。对准妈妈来说，怀孕中期是怎样度过的呢？不管是因为工作忙而没怎么顾及宝宝的准妈妈，还是因为预产期越来越近而变得敏感的准妈妈，都不用担心。你要相信你的孕育能力，还有宝宝的生存能力，就这样自信满满地度过每一天吧。

上糖尿病。如果在尿检中出现尿糖"++"，要及时检查确认是不是得了妊娠期糖尿病。

 宝宝 **具备维持生命的最低限功能**

现在，宝宝可以转动身体、伸手伸脚啦。宝宝的大脑皮质慢慢发育，能够用自己的意识控制整个身体的运动。宝宝开始睁眼闭眼，能够感觉到光亮。

宝宝的鼻子开始通气，身体也有了依靠肺呼吸的力量。所以不管是因为什么而早产的新生儿，都可以在新生儿治疗室（NICU）中进行治疗，生存概率也增加了。

这时的宝宝一直在练习神经反射。如果准妈妈发出了很大的声响，宝宝能产生像是受到惊吓的那种胎动。

小小的成长步伐

掌握神经反射

大脑快速发育，能够控制身体的运动

视觉发育，能够辨认明暗

胎儿在腹中的位置开始固定下来

● **此时期的 B 超照片**

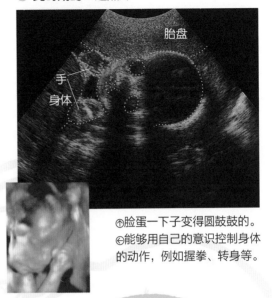

胎盘

手
身体

①脸蛋一下子变得圆鼓鼓的。
⊙能够用自己的意识控制身体的动作，例如握拳、转身等。

怀孕27周左右胎儿的大小

身长▶约30cm
体重▶约1000g

※身长以头臀长来计算

For Baby

 准妈妈要做的事

太胖易导致难产，为了能顺利生产，请注意饮食并控制体重。

准爸爸要参与

准妈妈和准爸爸在与宝宝讲话时声音会传到听觉发育完全的宝宝的耳朵里。请多多享受这样的交流吧。

✎ **怀孕第7个月你可以做的事**

☐ 控制体重
☐ 控制糖分和盐分的摄入量
☐ 对抗妊娠纹
☐ 开始思考给宝宝起名字
☐ 找月嫂

这时是易患妊娠期高血压和妊娠期糖尿病的时期。要注意控制体重，均衡饮食。

名词解释

妊娠期糖尿病
是指在妊娠期间发现或发病的因糖耐量异常引起的不同程度的高血糖，妊娠期糖尿病可以通过食疗方法来调节。

大肚子的日常动作

肚子渐渐变大之后，原本轻松的动作也许此时会变得辛苦不已。接下来为你介绍孕晚期时生活的小窍门

正确的姿势

左右脚等距离扩背站立

肚子凸出来之后，身体的平衡会被打破，如果站立时背部弯曲，腰部就会有很大负担。因为约有70%的孕妇会有腰痛的经历，所以不要把腰部向前推，把腰挺直才能预防腰痛。

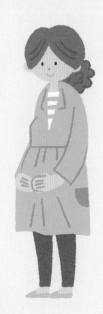

要点

保持身心愉快，保证有充裕的时间

由于体形的变化，可能做一个简单的动作都会需要超出预想的时间。请制订宽裕的时间表进行运动。

不要勉强，积极求助

在感到腹部发紧和必须要拿重物的时候，请停下来向周围的人求助。

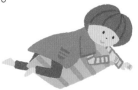
休息、睡觉

休息的时候请使用抱枕或靠枕，找一个舒适的姿势。像两腿夹着靠枕这样的"西姆斯姿势"（身体左侧向下侧躺着的睡姿，放在上面的腿和脚可以稍微弯曲），就会很舒服。

上下楼梯

扶着栏杆，用手撑着墙壁，慢慢上下。请尽量乘坐电梯或扶梯。

起床

若以仰躺的姿势起身，肚子会不小心用力，这样不太好。最好的起身方式如下：①双手扶着床，将身体慢慢转动方向；②双手与双脚贴在床上将上半身撑起；③慢慢起身。

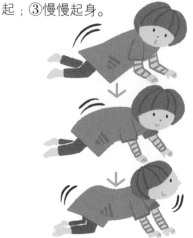

抱着重物时

请尽量将重物交给准爸爸或周围的人。尤其是当你频繁感到腹部发紧的时候，请不要勉强自己。当你在抱孩子的时候，尽量不要用下腹部使劲。

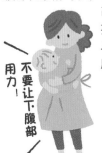

不要让下腹部用力！

坐在地板上时

若要坐在地板上，盘腿坐是最舒适的姿势。盘腿坐可以提高髋关节的柔软性，有助于生产。端坐和把腿伸直的坐法也都是可以的，但是要避免采用把腿向一旁弯曲的"侧身坐"。

坐在椅子上时

坐在有靠背的椅子上时，不要将椅子全部坐满，要把腰挺直坐好。若脚碰不到地，就在脚下垫个东西使身体平衡。要站起来的时候，脚可以前后挪动一下，确保身体平衡之后再站起来。

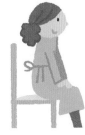

转动腰部时

只要不给肚子和腰部带来负担，慢慢扭腰是没有问题的。请一边保持呼吸顺畅，一边舒适地扭转上半身。

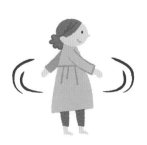

穿袜子和鞋子时

站着穿袜子，很可能会由于身体失衡而摔倒，所以一定要坐在椅子上支撑着身体再穿袜子和鞋子。

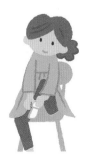

蹲下来时

为了避免肚子受到挤压，蹲下时要保持上半身笔直，一边弯曲膝盖，一边慢慢下腰，舒适地蹲下。

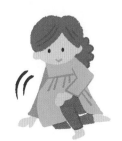

伸展腰背时

常听到"孕妇伸展腰背对体内的宝宝不好"这样的话，但是这种说法并没有明确的根据。在拉伸时，只要慢慢地伸腰，是没有任何问题的。由于早上伸腰易导致腿肚子抽筋，所以要尽量避免这种情况的发生。

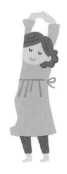

使用除尘器时

请不要弯腰，一只手拿着手柄较长的除尘器，将后背挺直这样打扫。如果感到腹部发紧，请稍做休息，以最轻微的强度结束打扫。

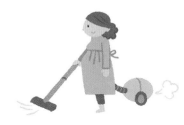

弯腰时

弯腰时会挤压肚子，这也是心悸和气喘的原因之一。请尽量不要弯腰，要经常令背部挺直。必须弯腰的工作就拜托准爸爸或其他家人来做吧。

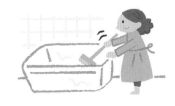

第 8 个月 28~31周

终于到了怀孕后期！不要大意，开始做分娩和产后的准备

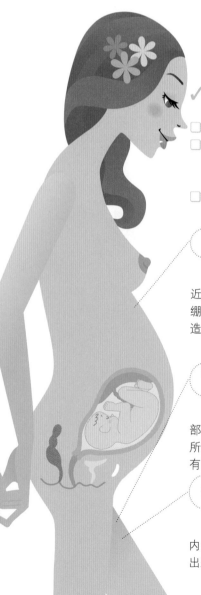

✓ 如出现以下情况，
请去医院检查

☐ 出血、下腹部疼痛

☐ 1小时内肚子的紧绷
感会出现好几次，并
且在休息时也不停止

☐ 胎动似有似无

子宫持续变大，从肚脐到胸口处

离生产日期越来越接近，肚子也会经常性地紧绷。肚子继续变大，容易造成腰部的负担。

除了肚子，其他部位也会有妊娠纹

乳房、大腿、屁股等部位都会有妊娠纹显现，所以要注意保持皮肤湿润有弹性。

有静脉曲张的症状

在小腿肚子和大腿内侧区域的血管会浮现出来。

准妈妈　肚子变得更加凸出，变得容易紧绷

进入怀孕后期，准妈妈的身体进入了生产前最后一个阶段的准备。这段时间由于子宫内的肌肉不断地收缩与放松，肚子会比以往更容易发紧，这也是子宫为了生产而做的运动。当肚子开始发紧时，请尽可能平躺休息。

肚子渐渐变大，由于脂肪堆积，翻身变得越来越不容易，苦恼于肩酸腰痛的准妈妈越来越多。请不要给腰部增加负担，尽量令身体挺直进行活动。同时建议准妈妈在家中做一些伸展运动或孕妇瑜伽来放松身体。

这时，如果有轻微的头痛或眼花、1周体重急剧增加500g、手脚脸浮肿或麻痹等症状出现，则很有可能是患上了妊娠期高

📎 医生这样说

怀孕后期开始了！在宝宝出生之前，准妈妈和宝宝是一个同心体，珍惜这有限的时光吧。准妈妈的身心、与准爸爸及家人的关系等都在为分娩及产后生活做着最后的准备。当你感到不安或没有信心时，请不要一个人独自承受，应该与准爸爸、医生进行沟通。

血压。如果只是轻微的症状，则只需要控制饮食并令家中环境保持安静，但如果症状严重，就需要住院进行治疗了。

 宝宝 脑子迅速发育，并开始练习用肺呼吸

宝宝也在日复一日地为即将出生而做准备。此时他能感受到光和声音，横膈膜会上下运动，练习如何呼吸。另外，这时宝宝开始继承来自妈妈的"免疫球蛋白"，并从中获得能够在外界生存的免疫力。

宝宝的脑部开始渐渐发育，大脑的纹路已经出现，记忆功能和情感也开始慢慢形成。外形上由于脂肪堆积，宝宝渐渐变得更加"胖乎乎"的，眼睛开始睁闭，嘴巴也开始发出声音。

小小的成长步伐

- 记忆力和情感开始形成
- 调节体温的功能开始形成
- 开始练习呼吸
- 除了脑、肺及消化器官之外的器官都已发育完全

✎ 怀孕第8个月你可以做的事

- ☐ 整理宝宝用品
- ☐ 还在工作的准妈妈应办理好产假等手续
- ☐ 回娘家生产的准妈妈，可在娘家的医院接受检查
- ☐ 开始做入院准备，同时开始整理和装饰准备迎接宝宝的房间

● **此时期的 B 超照片**

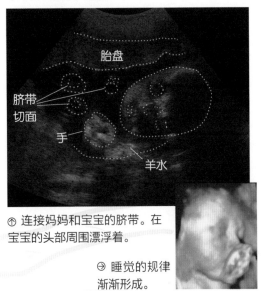

胎盘
脐带切面
手
羊水

↑ 连接妈妈和宝宝的脐带。在宝宝的头部周围漂浮着。

→ 睡觉的规律渐渐形成。

怀孕31周左右胎儿的大小

身长 ▶ 约40cm
体重 ▶ 约1800g

※身长以头臀长来计算

 For Baby

准妈妈要做的事

要小心早产，请优先考虑宝宝的健康。如果感到疲劳或压力过大，要立即休息。一定要严禁拿重物。

准爸爸要参与

准妈妈的肚子对宝宝而言是最好的家。为了避免早产，像做家务还有拎重物这样的事情，准爸爸一定要积极帮忙。

名词解释

免疫球蛋白

免疫球蛋白的作用是保护身体，抵抗病原体对机体造成的损害。免疫球蛋白会通过胎盘由妈妈输送给宝宝。

在检查时应注意的"词汇"

 中后期

总结了在怀孕中后期检查时关于描述宝宝成长和准妈妈身体状况的词汇

如果过度不安，请和医生沟通

到了怀孕中后期，随着临近生产，宝宝的大小和重量、准妈妈的子宫情况及各项待产指标等都会引起准妈妈们的不安。如果有自己非常担心的问题，就请向医生咨询吧。

阴道炎

孕妇易患的一种炎症
念珠菌性阴道炎

念珠菌是菌类的一种，对绝大多数孕妇来说，感染念珠菌是念珠菌性阴道炎发生的原因。其白带会像酒糟或脱脂乳酪那样呈乳白色，并且孕妇会感到很痒。为了防止宝宝娩出时经产道感染，请在宝宝出生前用药物进行治疗。

宝宝偏大（偏小）

如果医生没有特别说明，就不需要担心

宝宝的成长个体差异很大，虽然会"偏大"或"偏小"，但是只要在标准范围内就不需要担心。医生在检查时会观察并衡量其大小，在标准范围内的都没有问题。

臀位怎么办

在怀孕34周左右自然转为头位的情况很多

臀位就是宝宝在妈妈的肚子中是头部向上的状态。一般情况下，在怀孕34周左右时宝宝的头会转为向下，所以不需要担心。如果没有办法自然转正胎位，就只能考虑剖宫产了。

子宫颈短

为避免早产，请保持心平气和

子宫颈是连接子宫和阴部的管状部位，大约有4cm长，随着生产的临近会变短。在怀孕中期，如果子宫颈的长度不足2.5cm，会有早产的可能，医生会嘱咐准妈妈要保持心情平静，根据情况有可能会进行治疗。

羊水过多（过少）

羊水的多少要弄清楚

怀孕后的羊水有300～400ml。在这个基础上如果超过800ml就是羊水过多，如果在100ml以下就是羊水过少，对这两种情况都有必要弄清楚原因。"过多"或"过少"对顺利分娩和宝宝健康会有一定的影响。

感觉宝宝有下降的趋势

预防早产，做任何事都不要逞强

有些孕妇在怀孕中期和后期会感到宝宝的位置有所下降，因此担心会有早产的可能。请根据医生的指示进行确认。如果出现出血、腹部阵痛、肚子发紧的情况，请及时联系医院。在临近预产期时，宝宝的位置会有所下降，如果医生没有特别强调就没有问题。

出现尿蛋白

怀疑是妊娠期高血压

当被检查出尿蛋白量过高后，通常会被怀疑是患上了"妊娠期高血压"。此时，除了要保持心情平静，还要控制盐分的摄入，注意保持高蛋白低热量的饮食，有必要的话还需要服用降压药来治疗。

宝宝的心跳变弱

这是宝宝不健康的标志

宝宝的心跳变弱是宝宝不健康、状态变得不好的信号。此时要考虑脐带受到压迫或胎盘功能低下等原因。如果心跳越来越弱，就要立即住院，根据不同情况也有可能要进行紧急剖宫产手术。为了使宝宝健康地出生，一定要遵从医生的嘱咐。

子宫口打开

采用服药和在家中静养的对策

在子宫口应当关闭的怀孕中期或后期，如果子宫口打开，会被怀疑是患上了"子宫颈无力症"。一旦被确诊为子宫颈无力症，则必须进行治疗，这也是为了防止早产或流产。

出现尿糖

若是仅有一次，就先观察吧

若血液中的葡萄糖量多，在尿检中就会呈现阳性。如果这个数值比较高，并且在接下来的数次尿检中尿糖值依旧比较高，就会被怀疑是患上了"妊娠期糖尿病"，此时建议进行确认检查。即使是健康的准妈妈，在进食之后检查显示阳性的情况也会比较多，所以若是只出现了一次尿糖异常，就暂时先观察看看吧。

脐带绕颈

这是很常见的事情，不要担心

听到宝宝的脖子被脐带缠住肯定会很吃惊并且担心，但事实上这种情况经常会出现，这是孩子在肚子中翻转运动造成的。虽然有20% ~ 30%的宝宝在出生时，头或身体被缠绕着脐带，但是一般的宝宝都能健康出生，不会受到影响。只要医生没有特别说明，就没有问题，不需要担心。

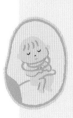

为什么会形成"臀位"呢

若在检查的时候被告知是臀位，大多数的准妈妈都会忍不住担心。在这里总结一下臀位的种类和处理方法

形成原因不明，但请不要焦虑，要坦然接受

肚中的宝宝一般情况下都是头在子宫的下部，即"头位"。而"臀位"是指宝宝的头向上、双脚向下的情况。

在怀孕8个月时，由于子宫中有足够的空间，所以宝宝能自由运动，出现臀位的情况也是很正常的。

进入怀孕的第9个月后，宝宝的头渐渐变重转向下方，位置也就渐渐固定下来。这时，即使之前是臀位，有些宝宝也会慢慢转为头位。

子宫肌瘤或羊水过多都易导致"臀位"，但是具体原因目前还不太清楚。

臀位的种类

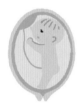

不完全臀位：足先露

是指宝宝将双腿或只将一条腿伸向子宫口的姿势。一般情况下要选择剖宫产。

不完全臀位：膝先露

是指宝宝弯曲的膝盖指向子宫口的姿势。一般情况下要选择剖宫产。

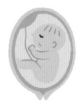

单臀位

是指宝宝两腿向上，屁股朝向子宫口的姿势。虽然可以选择剖宫产，但也可根据情况选择顺产。

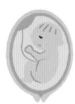

混合臀位

是指宝宝膝盖弯曲，屁股和腿朝向子宫口的姿势。如果屁股的位置相对于腿更靠下，可以选择顺产。

臀位的对策

怀孕中期

此时宝宝比较小，即使暂时是臀位，大多数情况下也会回到头位，不一定最终会被诊断为臀位。

怀孕28～34周的时候

若怀孕28周以后被诊断为臀位，则要根据医院的要求做一些体操或进行相应的治疗，很多宝宝最终会转为"头位"。

怀孕34周以后

长大的宝宝在肚子中旋转会变得困难，所以臀位归正也会变得困难。如果不能转为"头位"，医院会建议剖宫产并决定手术日期。

临近预产期（怀孕36周以后）

医生会采用使胎位归正的"外回转术"。如果仍不能归正，在怀孕38周的时候就要准备剖宫产了。当然也有在手术之前归正的情况，若出现这种情况也可及时改成顺产。

其他对策

在怀孕后期若臀位没有归正，可以在医生的指导下做能有效归正臀位的体操，也有的医院会使用其他方法。

如果准妈妈紧张，有可能导致宝宝紧张，进而很难归正位置。若准妈妈的身体温暖，呈放松状态，会使子宫变得柔软，此时可以试着温柔地对宝宝说希望他顺顺利利地出生。

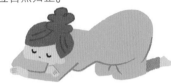

试试看

你的头在这里哟

试着轻轻拍拍肚子，然后告诉宝宝"你的头在这里哦"。宝宝有可能会做出反应自然归正。

孕产体操

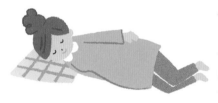

侧卧式

在孕期检查时提前确认好宝宝的方向，睡觉时侧卧位躺着，使宝宝的背部向上，反侧身向下。

胸膝卧式

四肢弯曲，肘部和胸部贴在床上，将屁股高高抬起，保持10 ~ 15分钟。

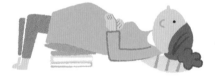

垫高骨盆

仰着睡，在腰的下方垫上枕头等，保持10 ~ 15分钟。

外回转术或其他方法

医生采用外回转术或其他方法使宝宝的胎位转正。

如果不能纠正臀位，为了宝宝的安全，请选择剖宫产

如果是臀位且最终无法纠正，一般情况下，为了宝宝的安全应优先选择剖宫产。

头位的宝宝在出生时，宝宝的头会使产道扩大从而被顺利娩出，但是若为臀位，则是腿脚、膝盖等先出来，是不能打开产道而顺利出生的。

如果宝宝是屁股向下的臀位，根据宝宝的大小、准妈妈子宫的柔软性及准妈妈骨盆的大小，顺产是有可能的。但是，生产时一定要特别注意，如果处于危险情况，一定要立即转为剖宫产。

医生这样说

如果臀位一直无法纠正，可能准妈妈会感到焦虑和遗憾。即使是臀位，也一定要保持心情愉快。如果最终臀位没有被纠正过来，那也要愉快地接受，让宝宝顺利出生。

第 9 个月 32~35周
宝宝蓄势待发！妈妈的身体已经做好生产准备

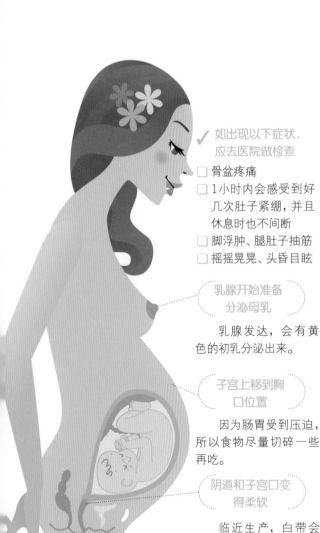

准妈妈 产生浮肿和血液循环不良，要以最轻松的状态克服一切

准妈妈的子宫渐渐变大，在肚脐之上的位置凸显出来。因此，长时间保持仰睡的姿势是非常痛苦的。因为全身血液的1/6会集中在子宫，会有脑供血不足及头昏目眩的感觉。

这时的血液循环非常重要，一定要善于利用抱枕或靠枕找一个舒适的姿势。不要压迫身体右侧的大静脉，采用身体左侧向下侧卧躺着的姿势会很舒服。此时多多少少都会有一些手脚浮肿，但只要血压不高就没有什么问题。

随着生产临近，为了宝宝能够很轻松地下沉至骨盆内，准妈妈的耻骨关节部位

✓ 如出现以下症状，应去医院做检查

☐ 骨盆疼痛
☐ 1小时内会感受到好几次肚子紧绷，并且休息时也不间断
☐ 脚浮肿、腿肚子抽筋
☐ 摇摇晃晃、头昏目眩

乳腺开始准备分泌母乳

乳腺发达，会有黄色的初乳分泌出来。

子宫上移到胸口位置

因为肠胃受到压迫，所以食物尽量切碎一些再吃。

阴道和子宫口变得柔软

临近生产，白带会有所增多。

骨盆疼痛

骨盆会随着临近生产而被撑开，盆底肌会变得松弛，也会伴有一些疼痛。

📎 **医生这样说**

准妈妈的身体已经准备好迎接宝宝的出生了。和宝宝见面的日子越来越接近。那么身体状况怎么样呢？因为注意宝宝的胎动而无法入睡，曾下定决心要适应宝宝的作息规律，都很难做到。不要担心，离和宝宝见面还有一段时间哦。

会渐渐变松，同时伴随的是骨盆和耻骨周围的疼痛，也有痛到无法走路的准妈妈。在孕检时，要和医生商量缓解疼痛的方法。

宝宝

和新生儿基本一样大了，肺功能已发育完善

怀孕9个月，宝宝终于迎来了发育的最后阶段。在怀孕34周时，宝宝已能够适应外界环境，头发、指甲等长出来了，手脚也变得胖乎乎的。宝宝受到外界的刺激后，脸上也开始有表情了。

怀孕35周时，宝宝的肺部功能已经完善，能够正常用肺呼吸空气。这时宝宝会反复饮用羊水然后再尿出来，这是在为出生后吃母乳然后排泄做练习。羊水的绝大多数成分都来自宝宝的尿液。

小小的成长步伐

> 皮下脂肪堆积，变得胖乎乎的

> 头发、指甲等长出来了

> 肺部功能发育成熟

> 骨架也已基本形成

● **此时期的 B 超照片**

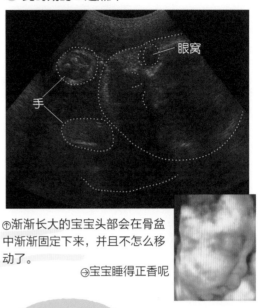

眼窝

手

①渐渐长大的宝宝头部会在骨盆中渐渐固定下来，并且不怎么移动了。

⊃宝宝睡得正香呢

怀孕35周左右胎儿的大小

身长 ▶ 约45cm
体重 ▶ 约2300g

※身长以头臀长来计算

For Baby

准妈妈要做的事

为了顺利迎接宝宝的出生及往后的生活，应该提前收集关于宝宝预防接种及产后产妇健康检查等信息，也应稍微了解一下相关的儿科信息，这样会比较放心。

准爸爸要参与

要将准妈妈的辛劳传达给肚子中的宝宝。

✎ **怀孕第 9 个月你可以做的事**

☐ 确认生产计划
☐ 提前建立生产时的联系人列表
☐ 办好生产需要的各种手续
☐ 学习生产时的呼吸法
☐ 准备在娘家生产的准妈妈在怀孕 34 周时需要回到娘家

阵痛开始的时候不要慌张，练习生产呼吸法。

名词解释

初乳

是指产后 1 周内从妈妈的乳房中分泌出来的乳汁。初乳中富含新生儿必需的营养素和免疫球蛋白。

第 **10** 个月 （36周以后）

就要和宝宝见面了，宝宝在找出生的"时机"

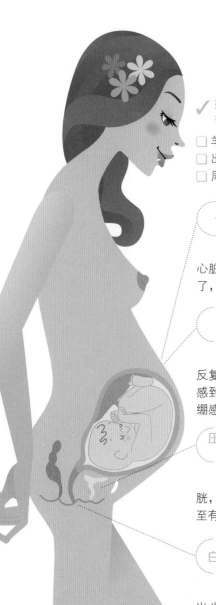

✓ **如出现以下症状，请去医院做检查**

☐ 羊水破了
☐ 出血（见红）
☐ 周期性肚子痛（阵痛）

子宫渐渐下沉

宝宝一下降，胃和心脏受到的压迫就消失了，身体变得舒服了。

频繁的前驱阵痛

由于生产时子宫会反复收缩，所以腹部会感到不规则的疼痛和紧绷感。

压迫膀胱，变得尿频

子宫下部压迫膀胱，有尿频、遗尿，甚至有憋尿困难的感觉。

白带分泌量增加

为了宝宝能够顺利出生，白带量会有所增加。

准妈妈 **子宫开始出现生产模式的各种征兆**

临近生产，子宫和宝宝会一起开始下降。此时，胃和心脏的负担减轻，心悸、气喘也缓解了，食欲也有所恢复。一定要注意，不要吃得太多，但是为了能够顺利生产，请注意营养均衡。

由于宝宝的头一直向下，孕妇的耻骨和脚跟会感到疼痛，骨盆周围神经受到压迫，会导致屁股、大腿及腰部疼痛和抽筋等。这时，一定要注意疼痛部位的保暖，这样可以加速血液循环。试着改变睡姿，侧卧着睡觉。在生产之前，也会有兴奋、嗜睡和睡得比较浅的情况。疲劳的时候可以稍微侧卧着休息一下。

从怀孕满37周开始就正式进入了预产期，不管什么时候出现阵痛都是正常的。

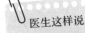

医生这样说

终于临进预产期了，也进入了期待和不安的时期，这个时候感到不安的准妈妈比较多。但是，顺利生产不是只靠你一个人的努力，准爸爸和医护人员也会守护和帮助你的。你要相信自己，要相信宝宝，要自信满满地迎接那一天的到来。

大多数情况下，在临产前，你会感受到肚子的紧绷感、不规律的疼痛及前驱阵痛。这种情况可能是产前"阵痛"，也可能是短时间的反复腹部发紧。如果你很难判定是不是阵痛，一定要去医院进行确认。

 宝宝　身体功能发育完全，整体向骨盆内下移

进入怀孕的第36周，宝宝的呼吸器官、心脏及消化器官等都已经发育完全，并且功能也都已经非常完善了。胎脂渐渐消失，宝宝的肌肤也渐渐呈现粉红色，体形看上去胖乎乎的。即使现在出生，宝宝也可以通过呼吸和自身的体温调节来适应外界的环境。

终于要通过产道了，宝宝会将背部弓起来，两条手臂抱在胸前进入骨盆内部。乍一看，你会觉得宝宝受到了约束，很不自由，但其实宝宝一直到出生之前，都可以尽情地活动手脚。一旦什么时候想出去了，他就会主动寻找"时机"哦。

小小的成长步伐

- 所有的身体功能都已完善
- 胎脂脱落，肌肤变成粉红色
- 消水肿，皮肤有弹性
- 身体向骨盆内下移

📝 怀孕第10个月你可以做的事

- ☐ 确认生产当天的流程
- ☐ 确认入院时的必要物品
- ☐ 准备婴儿用品
- ☐ 确认交给准爸爸的家务活和拜托的事情
- ☐ 再次确认生产计划
- ☐ 注意体重控制

为保证可随时生产，不管是入出院的准备，还是生产时联系人的信息表，都要跟准爸爸提前确认好。

● 此时期的 B 超照片

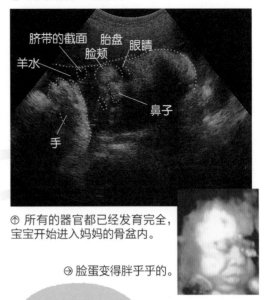

脐带的截面　胎盘　眼睛
脸颊
羊水
鼻子
手

① 所有的器官都已经发育完全，宝宝开始进入妈妈的骨盆内。

② 脸蛋变得胖乎乎的。

怀孕39周左右胎儿的大小

身长 ▶ 约50cm
体重 ▶ 约3000g

※身长以头臀长来计算

For Baby

准妈妈要做的事

元气满满地准备迎接宝宝，并且调整好身体状态。准妈妈此时或许心情会很低落，这时候放松是最好的办法。要相信自己和宝宝都是最棒的。

准爸爸要参与

和宝宝即将见面的日子一天天临近。准爸爸应尽量陪伴在准妈妈的身边，如果需要暂时离开，一定要记得带上手机，保证和准妈妈随时能够取得联系。

名词解释

胎脂
是指覆盖在宝宝全身的白色奶油状脂质层，对宝宝的皮肤有保护作用。

即将生产的信号

每个人的产前征兆都不一样。进入临近生产的月份后，什么时候出现征兆都没关系，只要做好准备即可

见红、破水、阵痛等产前征兆人人不同

在怀孕37周前后，会出现一些提醒你临近生产的"征兆"。例如，肚子频繁地阵痛、白带增多，以及尿频、腰和耻骨疼痛等。另外，由于宝宝的位置开始下降，你会感到肚子下部有压迫感。

临产征兆一般有三种：见红、破水和阵痛。大多数孕妇都会从见红开始，过几天后开始阵痛，然后破水。但是自己会从哪个征兆开始，以及是一个怎样的过程，就只有在到来的那一刻才知道。

出现临产征兆的时候不要慌张，积极应对即可，按照医生嘱咐的"羊水一破就立刻联系医院""每10分钟阵痛一次时就打电话"等标准进行确认。

破水 和小便不同，它是不断流出来的

保护宝宝的羊膜破了之后，羊水会从阴道流出来，这种情况称为破水。接近子宫口处的羊膜破了称为"完全破水"，离子宫口较远处的羊膜破了称为"高位破水"。通常羊水破了之后会在一日内生产。

●完全破水 　　　　●高位破水

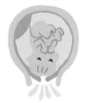 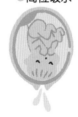

阵痛之后引起破水是较常见的，也有在阵痛之前羊水就破了的情况。一旦破水，就会流出有温度的液体，这和遗尿是不同的，羊水会不断流出。高位破水后羊水流出的速度会比完全破水慢一些。

破水的时候

1 破水

必须使用卫生巾或产褥垫等。一旦破水，为了防止细菌侵入子宫，切记禁止盆浴。

2 联系医院

如果提前破水了，大约一天之内阵痛会有所增加，应该迅速联系医院。如果无法与遗尿区分，也需要联系医院。

3 联系家人

如果家人不在身边，一定要打电话告知他们已经破水，以最快的速度叫车去医院。

4 安静地等待车来

在车到来前，一定要平躺着静静地等待。如果羊水流出来的量比较多，就用毛巾先垫上。

5 去医院

用浴巾包好臀部再乘车。请告诉司机说你破水了，需要去医院。

见红 白带中混有血迹，是在传达将要生产的信号

临近生产，子宫反复收缩，包裹宝宝的羊膜开始与子宫壁分离，当羊膜的一部分开始剥离时会导致出血，因此就会出现混有血迹的白带，这就是"见红"。

见红的颜色是因人而异的，褐色的、红色的或粉红色的都有。有量特别少的人，也有比月经量还多的人。但是，当出血止不住并伴随疼痛时，一定要赶紧去医院。

见红之后也不是立刻就会感到疼痛。有的人见红会持续一周的时间。另外，也有没见红就出现破水和阵痛的情况。

前驱阵痛是什么?

前驱阵痛并不是真正的阵痛，只是一些不规律的疼痛。和产前阵痛一样，前驱阵痛时肚子会有一种突然绷紧的感觉，但是如果保持安静，疼痛会渐渐消失。受到前驱阵痛的刺激，子宫口和产道会变得柔软，所以这并不是徒劳的疼痛。

 Q
内诊后的出血，这是见红吗?
答：不是

在内诊检查子宫的开口情况时会有少量出血，这与见红是不同的。另外，当生产征兆未出现的时候，医生会通过用手指刺激羊膜和子宫内壁来诱发阵痛，这也有可能是出血的原因。

阵痛 时间间隔规律的阵痛感

阵痛是由于子宫肌肉收缩导致的反复疼痛。宝宝向子宫外部移动靠的都是妈妈的体力。在宝宝位置开始下降的时候会引起阵痛，子宫口也会渐渐打开。

最初感受到的疼痛是不规律的，是能够忍耐的，慢慢地就会出现15分钟一次、10分钟一次这样有规律的收缩。

到医院确认阵痛的时间间隔和子宫口收缩的情况，如果离生产还需要一段时间，可暂时先回到家中，但要密切关注阵痛的细微变化。

当阵痛来临的时候

1 计算疼痛的时间间隔

不规律的疼痛会渐渐变得规律。根据记录，产前阵痛一般每经过10分钟（经产妇是15分钟）就会有一次。在这期间你可以用手机等测量时间。

2 联系家人

当家人不在身边的时候，要告知家人你已经开始感到阵痛了，请家人帮忙叫车，千万不要自己开车。

3 入院准备

在阵痛期间确认一下入院物品，做入院准备。在疼痛消失的时间段，请保持体力，调整呼吸。

4 住院

终于住院了。住院之后若阵痛渐渐平息，子宫口未打开，医生诊断后认为还需要一段时间才会生产，也会有暂时让你先回家观察的情况。

入院前的最终确认

不管什么时候开始生产，都没关系，不要忘记最终确认入院物品和入院后的注意事项等

无论什么时候生产，都不要惊慌

怀孕满37周后，不论宝宝什么时候出生都是足月的。在此期间要时刻做好入院的准备。

准妈妈要为自己准备一个待产包，把最必要的东西装进去，这样的话，即使身边没人，也可以自己拿着待产包随时入院。除此之外，也可以把住院要用的物品装在一个袋子里，等入院后请家人带到医院去。

待产包中必备物品

- □ 《母子健康档案》
- □ 医保卡
- □ 卫生巾、毛巾（破水的时候用）
- □ 手机
- □ 现金、银行卡

若出门在外时发生阵痛与破水的情况，最好立即入院。因此临近生产时，必须随身携带入院时的必备物品

入院时的应对

一定要提前设想好每种可能发生的情况及对策，确认好医院24小时服务电话。

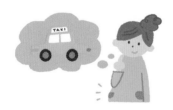

准备婴儿用品

清洗宝宝的衣服，晾晒宝宝的被褥，组装好婴儿床等，为出院后的宝宝提前准备好这些。

婴儿专用棉花棒

婴儿浴盆

婴儿用指甲剪

最终确认入院物品

请将"入院时必须要用的东西"和"出院时才需要用的东西"分开整理。如果只是准妈妈独自住院，东西并不需要带太多。

准备育婴用品

住院时，准妈妈会有一段时间不在家，列一张有可能用到的宝宝用品清单给准爸爸。

衣服
尿不湿
脸盆

35 岁以上的产妇

给高龄产妇

高龄产妇会因为年龄偏高而伴随着更多危险，但是作为高龄产妇也有许多益处哦

高龄产妇有危险，也有益处

35岁以上怀孕生产的人被称为高龄产妇。如果你是高龄产妇，那么出现早产、妊娠期高血压、妊娠期糖尿病等的风险会有所增大。另外，由于阵痛微弱、子宫口难以打开等原因易导致产程延长，与此同时，进行紧急剖宫产的风险也会加大。

当然，并不是所有的高龄产妇都会发生这些情况。只要定期接受检查，不勉强自己，作息规律，各种风险就会大幅度降低。

高龄产妇也有很多益处。由于社会经验丰富，会很容易与医生及助产士构建良好的关系，因此会更容易沟通，有助于生产，也会比年轻妈妈有更好的条件抚育宝宝。这些妈妈有一定的人生阅历，面对分娩更有信心。

理解先天性染色体异常疾病诊断的意义，夫妻之间多商量

高龄产妇生出唐氏综合征及其他染色体异常宝宝的概率会有所上升。因此，为了确认宝宝有无先天性染色体异常疾病，会对腹中宝宝进行染色体检查。

但是，这个染色体检查只是一个大概的诊断，并不一定准确，不能100%检查出是否患有先天性染色体疾病。虽然羊水检查和绒毛检查确实能够对一部分染色体异常进行确认，但这项检查会增加流产的风险。因此，要不要接受这类检查，夫妻两人必须认真商量之后再做决定。

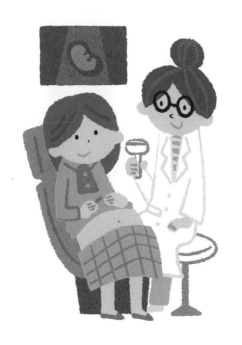

医生这样说

围绕先天性疾病检查这个话题，我们进行过各种各样的伦理问题讨论。请夫妻两人认真商量之后，再决定要不要接受检查。一定要将彼此的想法直接地表达出来，不管得出什么样的结论，这对夫妻两人来说都是非常重要的事情。

给多胞胎孕妇

对于不只怀一个宝宝的准妈妈来说，孕期的负担会更重，但也没有必要过度紧张，顺其自然就好

因为准妈妈身体的负担很大，所以不要勉强行事

同时怀有两个或两个以上宝宝称为"多胎妊娠"，并且一般情况下是双胞胎。

多胎妊娠一定要特别注意观察怀孕过程。因为腹中的宝宝是两个或两个以上，所以孕妇的子宫会很早就变得很大，并且会频繁感受到肚子紧绷，子宫口也会开得比较早，因此被迫提前生产的可能性会很大。

多胎妊娠的孕妇比普通孕妇的健康检查要更加频繁。要慎重观察宝宝的成长是否顺利，注意自己是否有妊娠期高血压或贫血等征兆。如果有这样的情况，一定要入院治疗。

多样的双胞胎

双胞胎分为同卵双生和异卵双生。

同卵双生是一个卵子受精之后成为一个受精卵，之后变成两个，两个宝宝的遗传基因是相同的，性别也基本是相同的（除了少数不同）。脸形和体形基本上也会一模一样。

异卵双生是两个不同的卵子受精后形成两个不同的受精卵。由于两个宝宝的遗传基因不同，所以宝宝们的长相也不太一样，性别也有可能不同。

同卵双生分为胎盘和羊膜共用的情况（单绒毛膜单羊膜）以及胎盘共用但分别拥有羊膜的情况（单绒毛膜双羊膜）。但如果受精卵在形成后的初期就分成了两个，那么胎盘也有可能会是两个（双绒毛膜）。

异卵双生本来就是不同的受精卵，所以胎盘肯定会是两个。

对于两个宝宝共用一个胎盘的情况，一定要密切注意怀孕过程。因为一旦其中有一个宝宝不健康，则另一个宝宝也会变得不健康，这与他们摄取的营养有一定关系。因此，在怀孕10周时，一定要用B超检查确认双胞胎的类型。

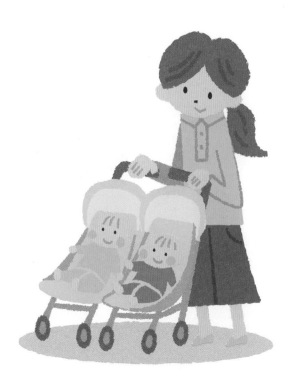

剖宫产的概率很大，
要和主治医生好好商量

多胎妊娠的生产多数是采用剖宫产。如果宝宝是臀位，则由于妊娠期高血压和妊娠期糖尿病等原因导致早产的情况会比较多，所以选择按计划实施剖宫产比较安心。

顺产的条件是指怀孕过程非常顺利，并且两个孩子都是"头位"（头部朝向子宫口的位置），或者是两个孩子当中最初娩出的那个孩子是"头位"。双胞胎顺产时，第一个孩子娩出后阵痛停止了一段时间，然后第二个孩子才出生的情况比较多。

当第一个孩子顺产娩出后，若第二个孩子一直分娩不出来，要采用剖宫产。需根据宝宝的位置和妈妈的身体健康情况选择最安全的分娩方法，这一点一定要和医生好好商量。

此外，若是三胞胎或胎数更多，首要考虑的是准妈妈的安全，此时不便过多考虑宝宝的位置，应直接选择剖宫产。

双胞胎宝宝的位置

两个都是头位

两个宝宝的头部都是朝着子宫口的情况和单胎头位是一样的，是有可能顺产的。

其中一个是臀位

一个是头位，另一个是臀位的情况是双胞胎当中最常见的。如果最先要出生的宝宝是头位，是有可能顺产的。

两个都是臀位

如果两个宝宝都是臀位，和单胎臀位是一样的，要选择剖宫产。

多胎妊娠的种类

同卵双生

一个受精卵在反复地进行细胞分裂时偶然变成了两个，因为是来自同一个受精卵，所以两个宝宝的相貌体形非常相像。

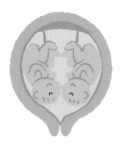

单绒毛膜单羊膜

两个宝宝共用一个胎盘与一个羊膜，可能会出现被脐带缠绕的情况，导致血液无法流动，必须密切关注孕程。

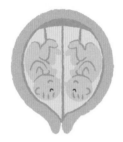

单绒毛膜双羊膜

一个胎盘上有两个羊膜。血液有可能会集中在一边，可能会导致"双胞胎输血综合征"，所以要密切关注孕程。

异卵双生

两个卵子分别受精。因为遗传基因不同，所以异卵双生的两个宝宝的相貌和体形会不一样。

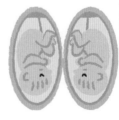

双绒毛膜双羊膜（胎盘分离）

胎盘和羊膜都有两个。因为血液循环是独立的，所以彼此之间不会产生影响。

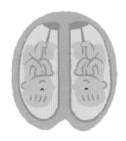

双绒毛膜双羊膜（胎盘融合）

两个胎盘紧贴在一起，从外观上看起来就是一个。这种情况很难和同卵双胎区分开来。血液循环也是各自独立的。

妈妈们的怀孕、生产座谈会

没有比过来人的真实感受更能令人信服的了！这里聚集了年龄及生产方式不同的4位妈妈，让我们听一下她们的真实感受吧

请生过宝宝的妈妈们来说说她们的心声

T小姐
43岁
剖宫产♂

S小姐
35岁
自然分娩♀

N小姐
36岁
无痛分娩♂

I小姐
26岁
自然分娩♂

 各自的怀孕生活

编者（以下简称为"编"）首先询问大家，当知道自己怀孕的时候是什么感觉？

Ⓝ 我是结婚12年后怀孕的，那时胃里很难受，吃了胃药也不见好。

Ⓢ 吃胃药了吗？

Ⓝ 嗯，但是好像没什么事。本来我的生理期就不准，还以为是生理期推迟了，就没注意，最后是因为胃里难受才发现怀孕的。

Ⓣ 我和你不同，我是备孕后怀孕的。结婚17年终于怀上了！

编 是得了不孕症吗？

Ⓣ 我是通过计算排卵日的方法怀上的。35岁左右才开始想要孩子，但在那之后一直怀不上，41岁的时候还去医院检查了。结果发现是黄体酮的含量不足，就开始吃药，同时还计算着排卵期。在42岁时终于怀孕了。

Ⓝ 知道自己怀孕的时候高兴得哭了吗？

Ⓣ 非常高兴，不过没有哭（笑）。只是突然对之后的事开始感到不安。总想着，到底能不能好好地把孩子生下来，以后能不能好好地把他养大之类的。

Ⓘ 嗯，我懂我懂。我也是一直怀不上，去医院看了，发现是因为患有念珠菌性阴道炎，所以才没怀孕的。

Ⓢ 念珠菌性阴道炎会导致很难怀孕吗？我都不知道！

Ⓘ 我也没有什么症状，所以查出来的时候吓了一跳。但是治疗半年后就怀孕了。

Ⓣ 不怀孕的原因通常自己都不知道呢。

Ⓢ 是的。我是开始认真考虑想要孩子后，测量了基础体温，算好了排卵期，这样等待了几个月之后就自然怀上了。

编 没有早孕反应吗?

T 不瞒您说,我完全没有反应呢。所有人都好羡慕!

T 我的妈妈和妹妹怀孕时好像也没有早孕反应,这可能是家族体质的关系吧。

I 我的早孕反应特别强烈,什么也吃不下。还有,对气味也变得非常敏感,连做米饭的气味都无法忍受。

N 我也是什么都吃不下,非常辛苦,一步也无法迈出家门。而且,因为是刚刚搬家,周围也没有认识的人。我是在找工作的时候发现怀孕的,所以也没法去工作,真是身心都十分煎熬。

S 我也是一直想吐得受不了,如果有工作,反倒可能会分散一下注意力。还有,我经常会崴脚!

编 除了早孕反应之外,还有什么麻烦和辛苦的事吗?

I 我经常会流眼泪,一点小事都能让我哭。看电视时,明明平时看过之后不会哭的情节也会让我流泪。

T 总体来说,我没有发生什么问题,怀孕过程是比较顺利的,不过因为超过40岁了,每次去产检的时候,总是被医生提醒"请小心这个""请注意那个"。医生说的我也都懂,但是因为这些,自己的心情会变得很沉重,忍不住感到难过。

N 被说得太多了反而会觉得不注意那么多也可以吧!

编 体重控制是怎么样的呢?

S 我是比较标准的,比怀孕前长了8kg。

N 控制得真好!我长了14kg。还出现了妊娠纹,很受打击。

I 我也长了13kg。和我相熟的人里差不多都长了这么多。

T 我长了不到5kg!高龄产妇如果长太多是不行的,所以超级努力地控制住了。大家都觉得我很厉害。

编 有上过准爸妈课堂吗?

S 上了。真是太好了。我是搬家之后马上就怀孕了,没有熟人。但是去上准爸妈课堂后认识了很多人,给了我很多心灵上的支持。

T 我家老公也参加了,说"非常有趣"。好像因此才产生了成为爸爸的真实感。

S 我参加了准爸妈课堂后,得到了很多的试用赠品,学习过程中知道了不同的婴儿适用的尿布不一样,多亏了这样才让我给宝宝尝试了多个品牌,最终选择了最合适的。

I 我也觉得参加了准爸妈课堂真的太好了,不过可能每个地方的课堂不同,好像听说有些地方的妈妈们并没有彼此变得十分熟络。

编 有什么事让你觉得幸亏在生产前做了?

N 我觉得在生产前拍了孕妇照是非常好的体验。现在想一想,自己身体的变化也是很有趣的。

Ⓣ 是非常好的纪念。

Ⓢ 我的预产期是1月上旬，想着万一提前生产了就没有时间写贺年卡了，所以刚开始休产假时就急急忙忙地开始准备贺年卡了。

Ⓘ 有工作的妈妈在休产假的时候也很忙碌呢。

☕ 终于要生宝宝了

编 **想听一下各位生产的故事。**

Ⓣ 因为我是超过40岁的高龄初产妇，所以选择了剖宫产。事先已经定好了哪天剖，所以准备充分。

Ⓝ 我是无痛分娩，也确定好了生产日期。

编 **完全不痛么？**

Ⓝ 打了催产素，阵痛来的时候会痛。但是打了麻药之后，就完全不痛了！很轻松！

全员 哦～

Ⓝ 但是，第二天超辛苦呢（苦笑）。虽然生的时候完全不痛，但麻醉药劲过去之后，全身肌肉及会阴部位的疼痛全都来了。

Ⓣ 剖宫产也是之后很痛。好几天都只能躺在床上。

Ⓢ 据说经过剖宫产手术的人，还有住院几天都无法下床走路的呢。

Ⓘ 我是从破水开始的！在自己家里，因为丈夫在身旁，所以马上就开车送我去医院

了。在车里的时候，羊水就开始不住地流，肚子也开始发紧了，超级担心。

Ⓣ 破水的时候疼吗？

Ⓘ 不疼。到了医院之后马上就被送进产房了，但却一直没有阵痛。打了催产素才开始痛，在真正的阵痛开始5小时后就分娩了。

Ⓣ 根据每个人的体质不同，打了催产素也有迟迟不发生阵痛的情况，我听说有打了2次催产针的人。你还不错，马上就有效果了。

Ⓢ 我是从阵痛开始的。早上3点钟开始感到疼痛，从肚子开始，特别是腰部像要裂开了一样。直到每7分钟一次之前，我一直在家里忍着（笑）。之后到了医院，一个半小时就生了！

Ⓝ 好快啊！

Ⓘ 大夫还让我一个人待在产房里，我还吐了，心里超级不安……所以按了好几次护士铃。随着阵痛的开始，越来越辛苦，途中我还说了"请给我进行剖宫产吧"（笑）。

Ⓢ 我的情况是，分娩的过程并没有那么迅速（笑）。让我觉得有趣的是，不知道是不是我生的时候用光了全身的力气，生产之后两条腿一直在颤抖。

Ⓝ 我也是。自己都无法控制地颤抖呢（笑）。

Ⓣ 生产过程无论问谁的经验都是很"壮

烈"的，无论是哪种形式的生产肯定都会伴随疼痛（苦笑）。自然分娩的疼痛顶峰是生的时候，剖宫产和无痛分娩都是在生产完之后。

☕ 超级忙碌的育儿过程

S 但是，比起生产，更加辛苦的是之后的育儿过程（苦笑）。

全员 真的呢~

编 育儿过程真的很辛苦吗?

N 我生产之前几乎没有学习过，产后真的超级辛苦。最头痛的就是"产母乳"。一开始是完全没有奶水，宝宝吸奶时乳房超级疼。产后不久请来了助奶师，在她的帮助下终于开始产母乳了。产母乳特别辛苦，没有母乳的人，可以找助奶师咨询一下!

S 我反倒是母乳太多，如果没有垫上母乳垫片，内衣都会湿透。还有，乳腺好几次都堵住了，特别疼。

N 我也堵住好几次! 比起产前，产后更要注意饮食。没有母乳时孩子会哭，产后不久的那段时间我都有点抑郁了。

I 产后如果有什么不懂的，最好查阅一些育儿书来学习一下比较稳妥。

N 在医院住院时还有沐浴指导，我就一直以为必须要按照指导的第一步到最后一步来做。当时非常努力地去背。但是，现在想想不用完全照做也是可以的。

I 产后马上就没有空闲的时间了，每天都很忙碌。

T 我准备了太多的育儿用品，很多都用不上。我家孩子不流口水，白买了那么多围嘴，完全用不上。

N 我是属于因为完全没有准备而感到困扰的那一类（笑）。

S 准备得太多或准备得太少都是问题。一边想着需要什么一边来准备比较困难，我是问了好几位有经验的妈妈，进行了总结。

I 现在想想，无论是产前还是产后都有好多事情不清楚，真的没有可以轻松的时候。

N 十个人有十种解决办法，每个人的情况都不同，对应方式也不同，不用过于拘泥于形式。

T 怀孕、生产还有育儿，只靠妈妈一个人来奋斗是很难顺利完成的。这样想一下，我们真的要一边接受周围人的帮助，一边来认真完成人生大事呢!

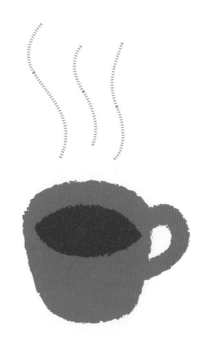

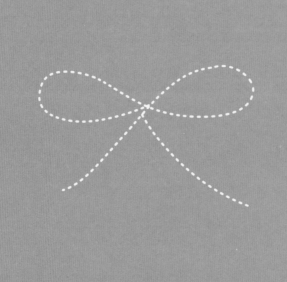

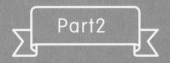

Part2

打造能够顺产的体质

为了宝宝，也为了妈妈自己，每天坚持
好的生活习惯，为顺利生产打好基础，做好
准备。

美味又安全
孕期的饮食和营养

妊娠期间准妈妈的饮食直接关系着宝宝的健康

远离"不健康"
审视自己的饮食生活

怀孕前饮食生活不规律，或者不容易保持营养均衡的准妈妈们，会因为肚子里有了宝宝而重新审视自己的饮食习惯。

妊娠期间是妈妈为宝宝输送营养的特别时期。在考虑营养均衡的同时，要好好保证一日三餐，要共同守护妈妈和宝宝的健康。为此，在自己做饭时要多加留心，以蔬菜为主，多多摄入营养，改善饮食习惯。

在妊娠期间保持这种习惯，等到生产后就会变得很轻松。这和分泌美味的母乳及宝宝初次尝试辅食都是有关系的。请一定要保持营养均衡的饮食习惯。

营养均衡
以套餐菜单为标准

怀孕中的饮食要注意以下两点。

第一，多摄入蔬菜和藻类。我们平时的饮食，大多是肉和鸡蛋这样常见且容易加工的食材，蛋白质易摄入过量。

第二，要比平时吃得更加清淡。我们平时购买的加工食品及外卖食品等，口味都比较重，常食容易摄入过多的盐分。我们可以将从超市买回来的加工食品与蔬菜、豆腐混在一起，使味道变淡后再食用。

基本上要注意的就是这两点，之后要注意营养均衡，以套餐菜单为标准。可以简单地理解为"主食＋主菜＋配菜"。

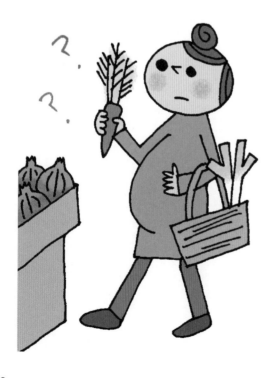

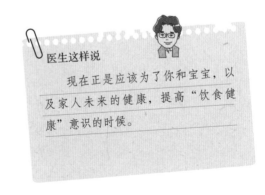

医生这样说

现在正是应该为了你和宝宝，以及家人未来的健康，提高"饮食健康"意识的时候。

饮食生活的 关键点

坚持正常的一日三餐

无论是对妈妈还是对宝宝来说，吃好早、中、晚三餐都是很重要的。这不仅是为了获取营养，更是培养健康规律的生活习惯。

低热量

控制热量的本质是减少糖分和油脂的摄入。可以用乌冬面代替意大利面，像这样有计划地减少热量，必要的营养要好好摄入。

控制盐分

盐分摄入过多有造成妊娠期高血压及浮肿的风险。宝宝出生后，开始加辅食时也一定要注意少盐甚至无盐。

多吃蔬菜

让我们每天多吃蔬菜吧！蔬菜不仅可以解决便秘问题，在作为替代食材增加饱腹感时也十分有效。

零食可"补充热量"

其实零食本身就是一种"辅食"。多摄入些蔬菜干、小鱼干和坚果类等，可以帮助每天的饮食营养达到均衡。

注意果汁和水果

要注意，100%果汁、鲜水果等也有超出想象的高热量和高糖分。如果无论如何都想吃，就在早上享用吧，这样热量可以快点消耗掉。

能量的摄入标准		身体活动等级		
		I	II	III
女性	18~29岁	1650cal	1950cal	2200cal
	30~49岁	1750cal	2000cal	2300cal
妊娠	初期	+50cal		
	中期	+250cal		
	后期	+450cal		
哺乳期		+350cal		

身体活动等级分为低（I）、中（II）、高（III）。

I：大部分是坐着或以静态活动为主。

II：会在工作场合移动，站立作业或日常通勤、买菜、做家务和少量运动。

III：从事的工作移动较多或有一些激烈的运动。

出自厚生劳动省《日本人饮食摄入标准（2015年版）》

孕中晚期一天食谱所提供的能量和营养素					
能量和营养素	孕中期	孕晚期	能量和营养素	孕中期	孕晚期
能量 /kcal	2100	2150	维生素 C/mg	198	284
蛋白质 /g	78	93	尼克酸 /mg	13.7	15.2
脂肪 /g	64	71	钙 /mg	1041	1150
碳水化合物 /g	303	311	铁 /mg	24.0	31.0
维生素 A/μgRAE	1026	963	锌 /mg	13.0	14.0
硫胺素 /mg	1.2	1.3	硒 /mg	50.0	83.0
核黄素 /mg	1.6	1.6			

编者著：依据《中国食物成分表（2009）》计算。

一天需要的饮食量与营养

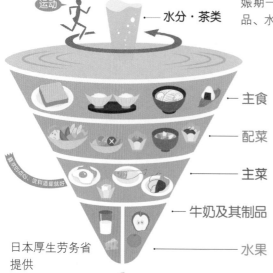

参考 **饮食均衡指导**

运动
← 水分·茶类
— 主食
— 配菜
— 主菜
— 牛奶及其制品
— 水果

日本厚生劳务省
提供

用陀螺的图示来代表一天饮食的"饮食均衡指南"。要注意，如果饮食不均衡，陀螺可能会倾倒。下表是在非妊娠期一日饮食分量表，有主食、配菜、主菜、牛奶及其制品、水果。在妊娠期时请按照表中记录逐步增加。

一天增加量

非妊娠期	妊娠初期	妊娠中期	妊娠后期
5~7SV	—	—	+1
5~6SV	—	+1	+1
3~5SV	—	+1	+1
2SV	—	—	+1
2SV	—	+1	+1

SV是份数单位。将饮食分为"主食""配菜""主菜""牛奶及其制品""水果"，以SV作为摄取份数的单位。比如说，主食白米饭1小碗（100g）相当于1份（SV），一日摄取量则为5~7份（5~7SV）。

主食 米饭、面包、面条类

米饭比面包和面条更加有营养

　　主食（碳水化合物）是主要的热量来源，也是不可缺少的营养物质。碳水化合物内含有的糖分是宝宝生长发育不可或缺的。因此每天都要好好地吃主食。

　　主食中最为推荐的是"米饭"。它不仅富含膳食纤维和蛋白质，脂肪也比较少，是非常健康的食品。除了白米饭，没有经过精细加工的胚芽米和糙米也富含维生素、矿物质和膳食纤维，它们是预防便秘的利器。

　　另外，还有面包和面条类，由于它们会含有一些糖分、奶油、盐分等，在食用时需要加以注意。

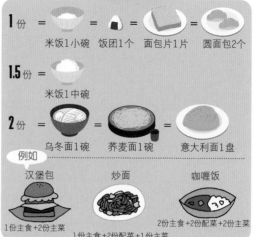

份数标准

1份 = 米饭1小碗 = 饭团1个 = 面包片1片 = 圆面包2个

1.5份 = 米饭1中碗

2份 = 乌冬面1碗 = 荞麦面1碗 = 意大利面1盘

例如
汉堡包
1份主食+2份主菜
炒面
1份主食+2份配菜+1份主菜
咖喱饭
2份主食+2份配菜+2份主菜

一天的饮食标准量

	非妊娠期	5~7份（SV）
附加份数	妊娠初期	—
	妊娠中期	—
	妊娠后期	+1

主菜 肉、鱼、鸡蛋、豆制品

鱼、纳豆、豆腐都要多吃

作为主菜的重要组成部分，肉、鱼、鸡蛋中含有丰富的动物蛋白，在纳豆和豆腐等豆制品、谷物中含有丰富的植物蛋白。它们是组成我们身体的肌肉、血液、激素和脑内神经递质不可或缺的营养素。

请注意不要按照自己的偏好挑食，无论是动物蛋白还是植物蛋白，都要按照营养均衡标准来摄入。

鱼类中含有人类身体的必需脂肪酸DHA和EPA，它们是形成宝宝神经器官的必要物质。按理说这类食物应该多多摄入，但有一部分鱼类的汞含量较高，所以应尽量避免一日三餐都吃，要注意适量。

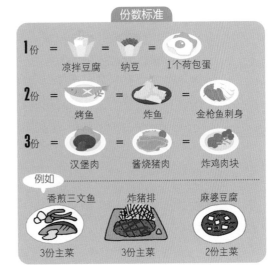

份数标准

1份 = 凉拌豆腐 = 纳豆 = 1个荷包蛋

2份 = 烤鱼 = 炸鱼 = 金枪鱼刺身

3份 = 汉堡肉 = 酱烧猪肉 = 炸鸡肉块

例如

香煎三文鱼（3份主菜）　炸猪排（3份主菜）　麻婆豆腐（2份主菜）

一天的饮食标准量

	非妊娠期	3~5份（SV）
附加份数	妊娠初期	一
	妊娠中期	＋1
	妊娠后期	＋1

配菜 叶菜类、菌菇类、豆类、海藻类、薯类

摄取大量叶菜类、豆类、海藻类更加分

作为主要的配菜，要有意识地摄入蔬菜。蔬菜中富含膳食纤维和维生素、矿物质，多吃蔬菜可以补充能够预防贫血的铁及帮助宝宝发育的叶酸。

海藻类、菌菇类、豆类等也是适合作配菜的低热量食材。可以煮制和腌制等。

萝卜干等干货也是家里不可缺少的食材。如果感觉今天的饮食无法达到营养平衡，可以快速加上一盘萝卜干。一次稍微多制作一些，可以分几天来吃，非常方便。

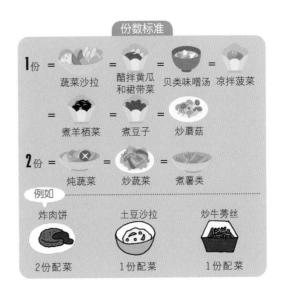

份数标准

1份 = 蔬菜沙拉 = 醋拌黄瓜和裙带菜 = 贝类味噌汤　凉拌菠菜

= 煮羊栖菜 = 煮豆子 = 炒蘑菇

2份 = 炖蔬菜 = 炒蔬菜 = 煮薯类

例如

炸肉饼（2份配菜）　土豆沙拉（1份配菜）　炒牛蒡丝（1份配菜）

一天的饮食标准量

	非妊娠期	5~6份（SV）
附加份数	妊娠初期	一
	妊娠中期	＋1
	妊娠后期	＋1

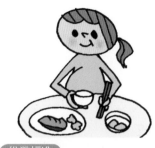

牛奶及其制品 牛奶、酸奶、奶酪等

钙质不足，轻松摄取

牛奶和酸奶等乳制品中富含在宝宝的骨骼、牙齿、肌肉等生长过程中不可缺少的钙及蛋白质。在妊娠期要摄入非妊娠期1.5倍的钙和1.2倍的蛋白质，因此请积极地补充乳制品吧。

不能喝牛奶的人可以吃一些奶酪或酸奶。做成奶酪炖菜和奶汁烤菜等菜肴，会更容易吸收乳制品中的营养成分。

份数标准

1份 = 牛奶半杯 = 奶酪1块 = 片状芝士1片 = 酸奶1盒

2份 = 牛奶1瓶

一天的饮食标准量

	非妊娠期	2份（SV）
附加份数	妊娠初期	—
	妊娠中期	—
	妊娠后期	＋1

水果

出现妊娠反应时，水果是比较容易被接受的食材，但是要注意含糖量！

水果富含维生素、矿物质和膳食纤维。请按照以下标准摄入：妊娠初期1天200g、中期以后1天300g。每100g为1份（SV）。

草莓和芒果富含叶酸，特别建议在妊娠初期食用。另外，富含钙质的香蕉还能帮助排出多余的盐分，可以预防浮肿。

但是，水果中富含果糖，请不要食用过量。

另外，葡萄、梨、柿子等属于生冷食物，食用时请注意适量。

份数标准

1份 = 橘子1个 = 苹果半个 = 柿子1个 = 梨半个

= 葡萄半串 = 桃1个

例如

1份 = 哈密瓜1/8个 = 樱桃20颗 = 香蕉1根

= 草莓6个 = 西瓜2块 = 100%果汁1盒（200ml）

一天的饮食标准量

	非妊娠期	2份（SV）
附加份数	妊娠初期	—
	妊娠中期	＋1
	妊娠后期	＋1

需要更多摄入的 营养素

叶酸

妊娠前至妊娠3个月内要有意识地每天摄入

叶酸是B族维生素的一种，有助于造血及胎儿的发育。在妊娠初期，通过对叶酸的适量摄入（<1mg/d），可以降低胎儿神经管畸形的发病风险。富含叶酸的食物有菠菜、西蓝花、白薯、香蕉、草莓等。

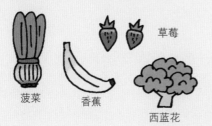

草莓

菠菜　香蕉

西蓝花

铁

摄入量是正常时期的3倍

妊娠期间，由于要不断将血液输送给胎儿，很容易造成贫血。因此，需要摄入比平时多3倍以上的铁。富含铁的食材有牛肉、沙丁鱼、蛤蛎、小鱼干、油菜、菠菜等。若想要更好地吸收铁，可以与维生素C和蛋白质一起食用，可以提高吸收率。

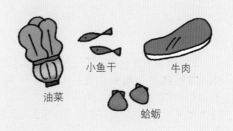

小鱼干　牛肉

油菜

蛤蛎

膳食纤维

改善妊娠期间的便秘问题

妊娠期间，由于受到妊娠反应、运动不足和激素的影响，以及腹部变大后给肠道带来的巨大压迫，平时没有便秘问题的人也容易患上便秘。要注意多摄入富含膳食纤维的糙米、牛蒡、莲藕、白薯、菌菇类、海藻类、魔芋等食材。

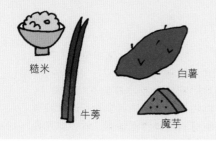

糙米

白薯

牛蒡

魔芋

钙

摄入量是非妊娠时期的1.5倍

钙不仅是宝宝的骨骼和牙齿的重要组成部分，还是形成血液、体液、神经组织的重要营养元素。如果不积极地摄入钙，妈妈的牙齿和骨骼也会变得脆弱。要有意识地摄入牛奶、奶酪、酸奶、小白鱼干、纳豆等。若和维生素D一起摄入，能提高吸收率。

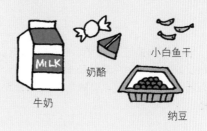

小白鱼干

奶酪

牛奶

纳豆

简单又容易上手的 料理窍门

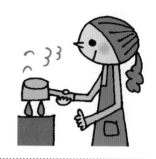

减少热量

妊娠期间食欲会变得旺盛，不小心就容易吃多了，容易引起妊娠期高血压等疾病，让我们来一起看看既可以不勉强自己，又能减少热量的方法吧。

挑选肉的部位

挑选脂肪较少的肉来食用就可以减少热量。选择猪肉和牛肉时要选里脊。鸡里脊脂肪含量最低，使用大腿肉和胸脯肉时要去皮。

使用无油调料

无油调料虽然不含油，减少了热量，但有些调料含盐分较多，要多多注意。

加菜料理

使用大量豆芽和卷心菜的加菜料理可以增加饱腹感，非常推荐。并且使用肉馅做菜肴时可减少肉的加入量。

减少油的摄入量

减少热量摄入的大敌——油。一大勺油的热量约为110kcal，使用平底锅等来减少油的使用量吧。尽量将烹饪方法从"煎"变成"蒸"。

切成大块

做菜时若需用油，蔬菜和肉等食材要尽量切成大块。切成小块会增加表面积，吸收的油量会较多。

减盐

妊娠期间会增加饮食量，在不知不觉中就会摄入过多的盐分。中国居民膳食指南推荐每人每日食盐摄入量少于6g。

避免直接在米饭上撒调味品

在白米饭上撒调味品拌着吃，会造成盐分摄入过多，要注意不能多吃盐。

使用小勺进行计量

做菜时通常都是以目测的方式加盐和酱油，可尝试用小勺进行计量。

使用辛香料

可以用咖喱粉等代替以往的调味料。虽然盐分减少了，但是风味的改变也能让味蕾得到满足。不过，咖喱粉的使用也要适量。

利用高汤

虽然使用减盐调料也是一种方式，但是它们还是有一定盐分的。可以利用小鱼干煮出有味的高汤，然后再来煮蔬菜等食材。这样蔬菜本身的风味也能保留，做出的菜肴很美味。

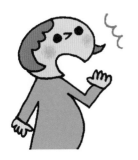

要注意的 食品 和 饮品

妊娠期间的准妈妈对入口的食物十分敏感。当然我们需要控制某些食材的摄入量，注意食品安全，仔细烹调，这样就可以安全快乐地用餐了。

含有汞较多的鱼类

以下列举了含汞较多的大型鱼类，要注意摄入量。汞会影响宝宝的中枢神经发育。

一周一次以内（80g）

金目鲷、剑鱼、蓝鳍金枪鱼。

一周两次以内（160g）

黄鲷、旗鱼。

动物肝脏、鳗鱼

动物肝脏和鳗鱼富含维生素A，孕早期的3个月如果过量摄入，容易造成胎儿畸形。

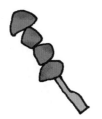

生的和加热不充分的食物

在生食的刺身或加热不充分的牛排、生火腿、熏三文鱼等食物中，可能寄生了弓形虫。在妊娠期应尽量避免吃这些东西。

弓形虫

通过胎盘将弓形虫传给宝宝，使其患上先天性弓形虫病，出生后没多久就可能引起死亡，也有出生几年后才发病的情况。

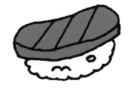

天然干酪

卡芒贝尔干酪、蓝乳酪、洗浸奶酪等未经加热的奶酪中有可能含有李斯特菌。在烹调过程中通过加热等方式处理一下就没有问题了，请加热后再食用。

李斯特菌

进入到妈妈体内后，会感染子宫和胎盘，造成流产，也可能引起新生儿败血症或脑膜炎。

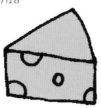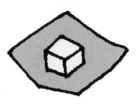

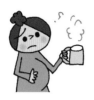

咖啡

咖啡、红茶、绿茶中都含有咖啡因。咖啡因会通过胎盘传给宝宝，因此要尽量减少咖啡因的摄入量。

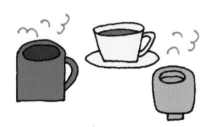

在外用餐

在外用餐时会遇到盐分和脂肪含量很高的食物以及调味料很多的食物，在外就餐时应尽量避免食用油炸食品。

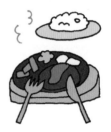

香草茶

香草茶是没有咖啡因的饮品，所以它给人一种可以在妊娠期安心饮用的印象。但是大量饮用香草茶会引起子宫收缩，所以在妊娠期它是需要注意的饮品。可以咨询医生后再饮用。

OK

黄春菊、陈皮、树莓叶、扶桑花、玫瑰果、接骨木花、蒲公英根、姜

NG

甘草、柠檬草、迷迭香、当归、姜黄、马黛茶、肉桂、藏红花、鼠尾草、芦荟、小白菊、亚罗花、欧洲杜松等

方便食品

杯面和即食味噌汤等速食食品虽然食用起来非常便利，但是盐分、脂肪、添加剂很多，应尽量避免食用。

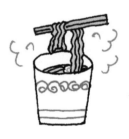

油炸食品

妊娠期间变得想吃油炸食品的人很多，但是油炸食品热量很高，营养成分基本上都是脂质和糖类，应尽量避免食用。

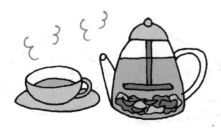

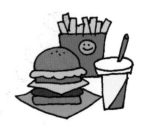

保健食品

保健食品与药品不同，质量和规格等都没有固定的标准。根据种类不同，保健食品通常都会添加复合成分，过多摄入会引起相互作用，所以食用保健食品之前要与医生进行沟通。

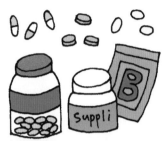

叶酸

备孕期女性与妊娠期女性均要补充叶酸，叶酸可降低胎儿神经管畸形的发生风险。孕期时，每天的叶酸摄入量应达到600μg，除了常吃富含叶酸的食物外，还应每天补充400μg叶酸。

维生素D

由于维生素D是脂溶性的，如果孕妇过多摄入（上限为100μg/d）会累积在体内。虽然它是形成骨骼和牙齿不可缺少的营养元素，但是过多地摄入会提高血液中钙的含量，造成肾功能障碍。

维生素A

维生素A对皮肤、黏膜和眼睛具有良好作用，是妊娠期间不可缺少的营养元素。但是由于其为脂溶性维生素，如果在妊娠初期摄入过多，会增加胎儿畸形的发生风险。到妊娠3个月为止请注意不要超过推荐用量（670μgRE/d）。此外，鸡肝、猪肝、牛肝和鳗鱼等食物富含维生素A，每100g鸡肝中维生素A约为14000μg。

※ 维生素A的量是以视黄醇当量（μgRE）表示的。

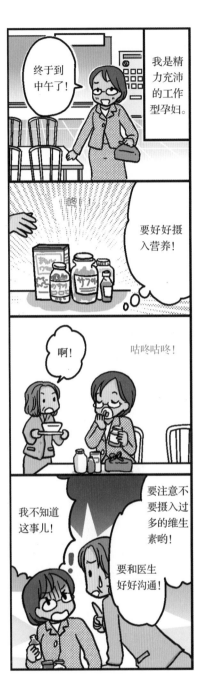

孕期饮食有可能导致宝宝过敏？

在妊娠期间有很多人小心避免吃到三大过敏原（鸡蛋、牛奶、大豆）。但是，目前还无法证明这种做法可以预防宝宝过敏。比起尽量不吃，不如用心做到营养均衡。

一定要做好体重控制

妊娠期间无论是过胖还是过瘦都可能导致无法顺利分娩。通过体重控制，让顺利生产的目标得以实现吧

太胖太瘦都不行

准妈妈在医院接受指导的其中一项就是"控制体重"。妊娠期间，为了给宝宝传送养分和储存分娩所需要的能量，同时为了给产后的哺乳期做准备，储备一部分脂肪是必然的。再加上运动不足，以及因激素的影响带来的食欲旺盛等，大幅度增重的准妈妈有很多。

体重增加得过猛，会使发生妊娠期高血压和妊娠期糖尿病的风险增大，在产道中堆积了过多脂肪容易导致难产，这些都是不容忽视的。因此，对准妈妈严格进行体重控制指导的医院有很多。

但是现在出现了另外一个新问题，很多孕妈妈都瘦过头了。由于准妈妈的营养状态很差，会导致新出生的宝宝体重偏低，不满2500g的宝宝（低体重新生儿）的出生比例有所增加。这些低出生体重的宝宝，在将来更容易患肥胖症和糖尿病等。

目标为增重7~12kg，通过饮食和运动来调整

由于在怀孕前的体格和营养状态有个体差异，虽然不能一概而论增长到多少是最好的状态，但是可以对照P81介绍的BMI值来确定一下自己的体重增长标准。容易增加体重的时期有妊娠反应结束后、开始休产假时、回老家时、快要足月时等，在这些时期一定要特别注意避免暴饮暴食。

妊娠反应结束时，慢慢地调节饮食和加强运动是十分重要的。

孕期太瘦

无法给宝宝提供充足的营养

宝宝的出生体重会减少，增加了生产低体重儿的风险。

宝宝将来容易患病

会增加患肥胖症、高血压病、糖尿病等的概率。

生产时和产后的必要能量不足

太瘦会使体力不足，对产后照顾宝宝和分泌母乳也有影响。

增加流产、早产的风险

营养不足，会增加流产、早产的风险。

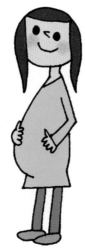

孕期增重太多

可能患妊娠高血压和妊娠糖尿病

妊娠高血压和妊娠糖尿病都会影响宝宝的健康，会增加难产的发生风险。

可能会造成难产

在产道堆积过多脂肪会使宝宝难以娩出，增加难产的可能性。

产后恢复体形非常困难

增重过多想要恢复体形非常困难，也有无法恢复体形的情况。

容易产生妊娠纹

如果增重过多，容易在腹部和腰部周围产生妊娠纹。

容易腰痛

伴随体重增加，腹部也会变大，因此支撑腹部重量的腰部很容易产生痛感。

体重控制的 小窍门

1 每天确认体重

每天测量体重，就能自然而然地控制体重。建议每天在早饭前的固定时间进行测量。一周建议增加体重200~300g，若增加500g以上，会增加患妊娠期高血压的风险，所以遇到这种情况后请重新规划饮食和生活习惯吧。

2 对每天的饮食内容进行记录

常常觉得"明明都没吃什么可还是长胖了"，其实把每天吃的食物都记录下来，就会发现已经超过热量摄入标准了。每天记录食物，在防止饮食过量的同时，还可以进行营养均衡的考量。

3 注意便秘

孕妇受激素的影响，肠道蠕动会变慢，并且由于子宫变大会压迫肠道，所以容易导致便秘。在摄入适当水分的同时，要多摄入膳食纤维。如果便秘情况太严重，也可以向医生进行咨询。

4 适度运动

随着腹部的增大，会不知不觉地变懒，也容易懒得做家务。如果1天内绝大部分时间都躺着，那就是明显的运动不足。只要医生没有要求你卧床"静养"，就要注意进行适当的运动。

前辈妈妈的心声

"说让吃两人份的食物……"

以前有人经常会说"加上宝宝的那份，要吃两人份的食物"，听到这话无法拒绝，就照做了，结果体重大幅度增长！后来看了怀孕生产相关的书，终于明白了体重控制的重要性。

前辈妈妈的心声

"在最后一个月里做最后的冲刺！"

离生产还有1个月的时候，不知道是放松警惕了，还是宝宝长得太快，体重突然增长了许多。当然也有运动不足的原因，最后胖了15kg。虽然最后生产还算顺利，但是恢复到原来的体形用了1年多的时间。

检测一下你的BMI吧！

BMI（体质指数）常被用于判断体型。通过在公式中输入身高和体重，就能知道体重增加的标准。

怀孕前的体重(kg)÷[身高（m）×身高（m）]

例：身高160cm，体重50kg的情况 ▶ 50÷（1.6×1.6）=19.5

孕前BMI（kg/m²）	总增重范围（kg）	孕中晚期增重速度（kg/w）
低体重（<18.5）	12.5~18	0.51（0.44~0.58）
正常体重（18.5~24.9）	11.5~16	0.42（0.35~0.50）
超重（25.0~29.9）	7~11.5	0.28（0.23~0.33）
肥胖（≥30.0）	5~9	0.22（0.17~0.27）

胎儿足月时，准妈妈的体重增加明细

宝宝的体重	约3kg
胎盘	约500g
羊水	约500g
子宫、乳房、血液、水分、脂肪的增加量	3~8kg

合计7~12kg

来做妊娠期运动吧

多做运动，做个有活力的妈妈

随着腹部的变大，身体活动变得越来越困难。但是，做运动会带来各种好处

做运动不仅可以控制体重，还可以振奋精神

随着腹部的逐渐变大，身体活动会变得比较困难。但是适当做一些运动不仅可以控制体重，还对振奋精神起到很大作用。并且，通过活动身体可以缓解肌肉不适，加快血液循环，从而预防和缓解浮肿、腰痛等不适。

适合孕妇的运动项目有健美操、游泳、瑜伽、走路等有氧运动或全身运动。开始运动的时间一般为妊娠16周以后，但如果身体状况稳定，早一点开始也未尝不可。此时一定要和自己的主治医师进行商谈，一定要得到许可后再开始锻炼。一直到生产之前都可以保持运动习惯。

在运动前要做好身体状态的检查

- ☐ 腹部是不是绷得很紧？
- ☐ 有没有胎动？
- ☐ 是空腹还是饱腹状态？
- ☐ 身体是不是不舒服？

若觉得哪里怪怪的，就不要勉强运动了！

※这里介绍的几种运动，请根据个人的舒适程度来进行。

髋关节变柔软，好处多多！

通过阴道分娩的方式生产时，如果髋关节很硬，宝宝就可能无法顺利娩出。若髋关节变柔软，血液循环也会变好。因此让我们通过运动来缓解它吧。

束角式姿势

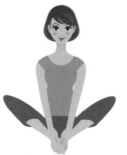

1 双腿屈膝，膝盖向两侧打开，脚心相对。脚尽量贴近身体。

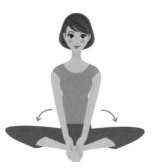

2 吸气，呼气，将膝盖贴地。再吸气，呼气，将膝盖离地。

背部和肩部僵硬，该怎么办?

为了支撑较重的腹部和胸部，孕妈妈的背部和肩部经常会感到僵硬。这种僵硬也是造成头痛的原因之一，因此让我们做一下拉伸运动来缓解它吧。

绕肩运动

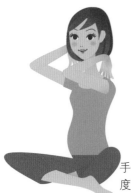

1 盘腿坐下。将手臂抬起至肩的高度，将手放在肩上。

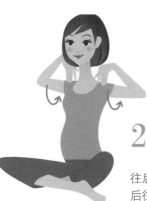

2 用手肘由前往后画圈，再由后往前画圈。

肩胛骨的拉伸

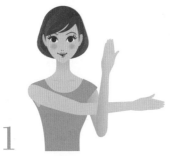

1 挺胸将右手伸向左侧，用左臂夹住右臂，转向身体一侧坚持10秒，左手也做同样的动作。

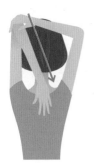

2 将左臂从身体上方转到身后并放松，右手抓住左手肘部，慢慢地向右下方倾斜。右手也做同样的动作。

拉伸肩部和背部

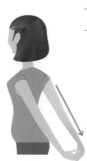

1 双手交叉放在身后，慢慢向斜后方拉伸。感受到锁骨到胸部周围的肌肉被拉伸了。

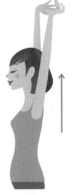

2 双手交叉，手心向上，抬起手臂，感受到背部肌肉被拉伸了。维持5秒伸直再放松的节奏进行3次。

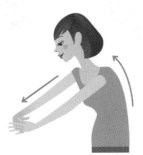

3 双手交叉向前伸直。吐气的同时使背部呈弧形，感受到背部至手腕的肌肉被拉伸了。

转动上半身

坐在椅子上，伸展背部肌肉。缓慢吐气的同时转动上半身。吸气的同时转回原位。向相反方向也做这些动作，两个方向交替进行数次。

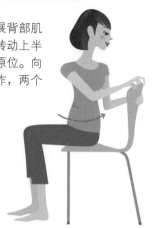

腰痛到不行!

很多人在怀孕前就受腰痛的折磨。特别是在身体无法达到平衡的妊娠期间更是增加了腰部的负担。在生育托腹带和怀孕腹带的帮助下，也可以做一些伸展动作。

扭动腰部的姿势

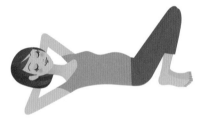

1　平躺在地板上，双膝立起。双手交叉放在脑后。

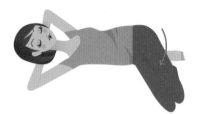

2　吐气的同时双膝向一侧倾倒，保持几秒钟。吸气的同时返回原位置。

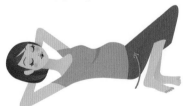

3　另一侧也做同样的动作。如果没有不适的感觉，可以在身体能够承受的范围内反复进行几次。

腰部和背部的锻炼

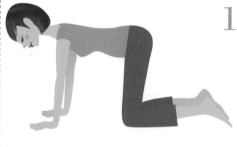

1　双手打开至肩宽，支撑在地板上。背部保持水平。手指伸展，保持放松。

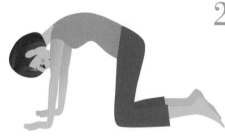

2　吐气的同时提起腹部锻炼腹肌，尽量保持在可以看到肚脐的位置。背部拱起，尽量伸展。

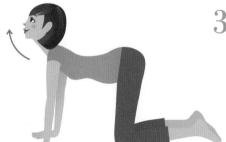

3　吸气的同时背部、腰部轻轻下压，双眼看向天花板。吐气的同时缓慢回到步骤1的动作。

侧腹伸展

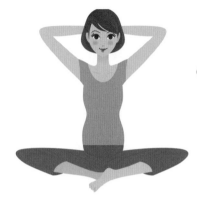

为什么肋骨会痛?

随着子宫的增大，内脏受到压迫，肋骨也被压迫，从而造成疼痛，还有人会因此感到恶心。通过伸展肋骨周围的肌肉，可以减缓这种疼痛。

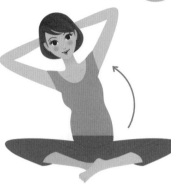

1 双手交叉放在脑后，伸展背部肌肉。如果伸展背部肌肉时难以忍受，可以站起来做。

2 保持这个姿势向一侧弯曲，感觉到侧腹被拉伸时缓慢回正，另一侧也按照同样的方式拉伸。

促进肋骨周围的血液循环

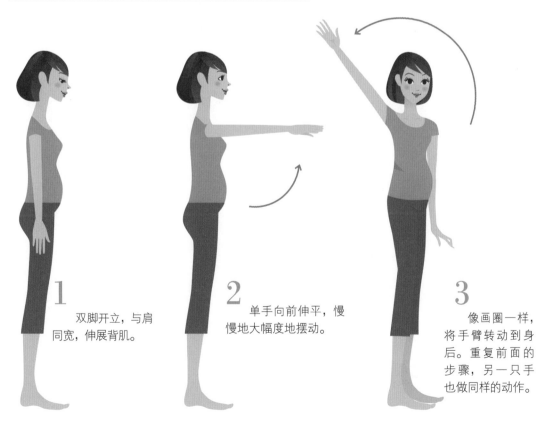

1 双脚开立，与肩同宽，伸展背肌。

2 单手向前伸平，慢慢地大幅度地摆动。

3 像画圈一样，将手臂转动到身后。重复前面的步骤，另一只手也做同样的动作。

手脚伸展

仰面朝上躺下，抬起双脚，上下抖动，同时举起双手，前后抖动。

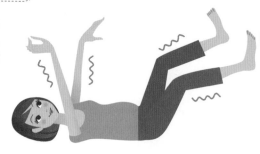

手脚都肿肿的!

怀孕期间，因为体内的血液和水分容易失衡，所以容易出现严重的水肿。防止盐分的过量摄入，是防止水肿最好的方法。活动手脚，可以使血液循环通畅。

手指伸展

挺直腰身，双拳轻握。然后张开双手并且猛地向前伸展双臂。反复做10次左右。

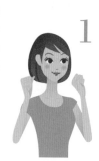
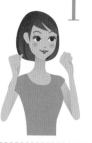

跟腱伸展

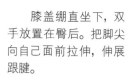

膝盖绷直坐下，双手放置在臀后。把脚尖向自己面前拉伸，伸展跟腱。

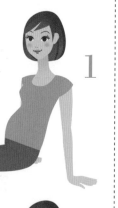

充分伸展后，再将脚趾往反向伸展。

腿经常抽筋，真难受

随着体重的增长，腿的负担逐渐增加，因此小腿容易抽筋。寒冷是缓解肌肉疲劳的大敌，所以一定要保持下半身暖和，放松肌肉。

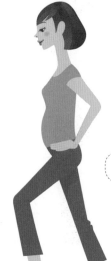

腿肚伸展

右脚向前，屈膝，左脚脚跟慢慢向下压，直到感觉腿肚舒展。交换双脚的位置，做同样的动作。

轻松舒适的走路运动

走路是不擅长运动的人也能坦然接受的锻炼方式。出门买东西时顺便以散步的心情去享受吧。这对放松身心、消除压力是有效的。

根据身体状况和天气情况，以每天30分钟为基准，悠闲地行走吧。走路结束后，身体会变暖，轻微出汗，表明运动量适中。途中不要忘记补充水分，以适合自己的速度行进。

这些情况下不得进行走路运动
- ☐ 肚子紧绷时
- ☐ 身体疼痛时
- ☐ 空腹时和饱腹时
- ☐ 天气恶劣时
- ☐ 被要求静养时

走路之前先轻微地伸展一下手脚

突然进行运动容易受伤或出现身体不适，所以在走路前先进行跟腱和小腿部位的伸展运动是很有必要的。

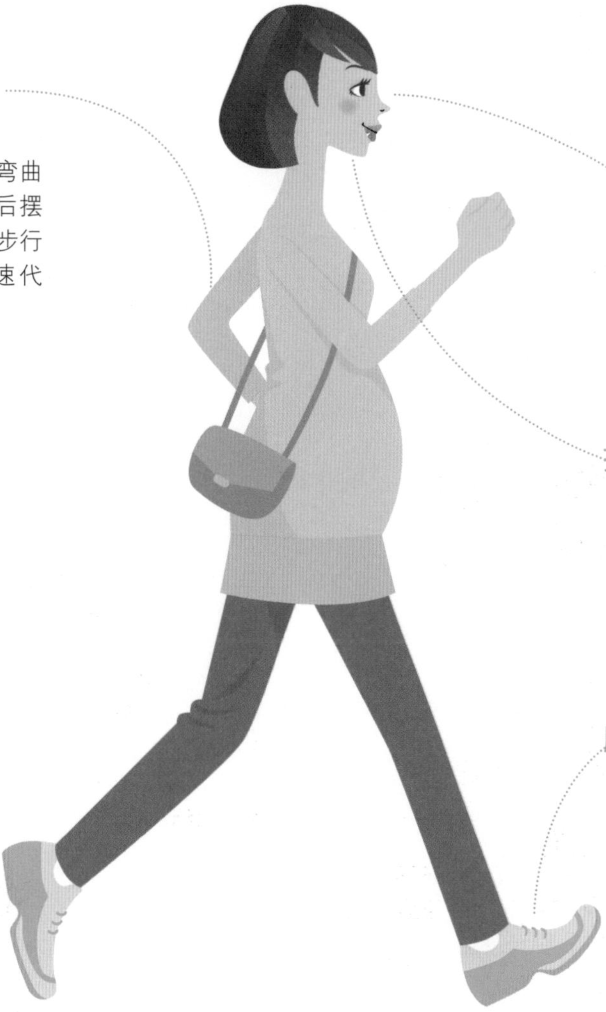

肩膀放松，大幅度摆臂

腋下夹紧，双臂弯曲呈90°，大幅度地前后摆动双臂，充满活力地步行吧。这样做可以加速代谢，促进血液循环。

视线向前

如果视线向下，背肌则不能伸展，步幅变小，步行的效果会减半。一定要直视前方。

抬头挺胸，伸展背肌

不要弓着背，下巴要收敛，伸展背肌，要注意身体微向后仰，否则会增加腰部负担。

脚尖抬起，脚跟落地

为了不摔跤，迈步时要脚尖上翘，脚跟先着地。要选择缓冲性良好且穿着轻便的走路专用运动鞋。

进行顺产运动，做好万全准备

准妈妈请谨慎地面对自己的身体，做孕妇运动，打造顺产体质

为分娩调整身体状态

常有人说："孕妇静养是最好的！"如此会不会造成运动不足呢？分娩无疑是体力竞赛！除非是医生告知要静养的孕妇，其他人都应该进行适当的运动，锻炼分娩必要的肌力。

特别要锻炼的肌力有两种，一种是阵痛时会用到的腹肌，另一种是从下方支撑子宫和膀胱，围绕着产道的盆底肌。下面介绍一种训练方法，在确保孕妇身体状态良好且腹部不感到紧绷的时候可进行。

但是，切忌运动过量。运动到轻微出汗的程度就好。当然，在身体状况不好的时候不要勉强，要好好休息。

有"想做更多运动"这样积极想法的准妈妈必须事先与医生商量，在得到许可之后再进行运动。

预先想象分娩时的状况，做好充分的心理准备

在真正分娩之前，很难想象出分娩的整体过程。但是，如果事先掌握了分娩过程，就应该能有"现在到哪一阶段了？""马上就能和宝宝见面了！"这样淡定的心情。为了顺利分娩，放松心情是很重要的。预先想象分娩时的状况，能够使身心放松。

深呼吸对缓解身心紧张很有效果。为了在分娩时能够为宝宝提供足够的氧气，快快进行吸气吐气放松心情的训练吧。

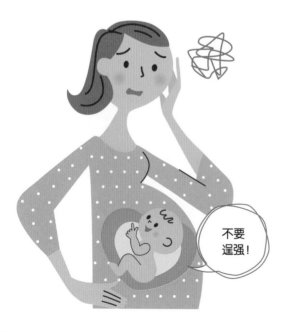

不要逞强！

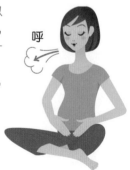

吸气吐气放松心情

深呼吸可以舒缓身体与心理的紧张感。在生产时，为了能将氧气充分传递给宝宝，事先就要做好呼吸练习。

①全身放松，以最轻松的姿势坐着，一边用鼻子吸气，一边将腹部鼓起。

②慢慢呼出气，腹部收缩。

呼

Lesson 1
腹肌锻炼

腹肌是分娩孩子必不可少的肌力来源。怀孕时为了支撑变大的子宫，腹肌被拉伸，变得比平时薄些。锻炼腹肌对减轻腰部疼痛和帮助产后体形恢复有一箭双雕的好处。

腰部前后运动

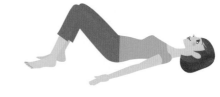

1 吸气

2 呼气

双腿略微分开，双膝微曲。吸气的同时使骨盆后倾，呼气的同时使骨盆前倾。像这样多重复几次。

抬腿运动

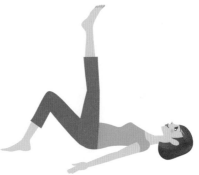

1 仰面平躺，双腿分开，与腰同宽，两膝弓起，双臂手掌向下。

2 缓慢地抬起一条腿，数十下后再缓慢地放下。另一条腿重复同样的动作。

骨盆运动

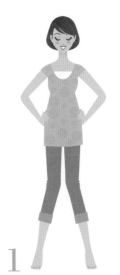

1 双腿分开站立，双膝微微弯曲，双臂置于盆骨两侧，伸展背肌。

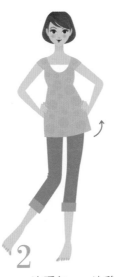

2 一边呼气，一边移动盆骨，使其左侧向上提起，同时能感到右侧的腹部被拉伸。

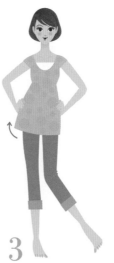

3 吸一口气，然后一边吐气，一边向上提起盆骨右侧。能感到左侧的腹部被拉伸。

NG

注意肩部不要随骨盆一起运动。肩部要保持水平状态，只运动骨盆。

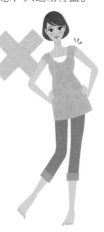

Lesson 2
盆底肌锻炼

虽然盆底肌在分娩过程中会逐渐延伸扩张，但是如果盆底肌柔韧度较差，变大的子宫会拉伸子宫和膀胱周围的肌肉，对尿道的束缚力会减弱，进而容易造成漏尿。所以盆底肌是必须要锻炼的。

提腰运动

1　仰面平躺，双膝略弯曲，双脚脚底平放在床上。双手掌心朝内，放于两侧。

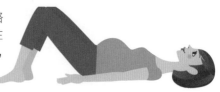

2　腰部贴在床上，紧缩肛门，吸气，再缓慢呼气，同时抬起腰部，平缓呼吸。

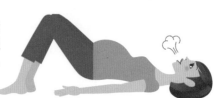

3　一边呼气一边缓慢使腰部下降。然后呼吸一次，放松全身。每次做3组。

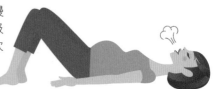

下蹲运动

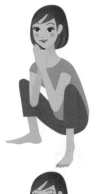

1　双腿分开下蹲，双手在面前合十。此时，双肘恰好挨着两膝。

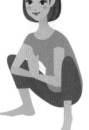

2　一边深呼吸，一边把合十的双手缓慢放下，双肘自然地撑开双膝。

如果进行步骤1~2的动作困难，可以将双手平放到床上，手掌朝下，身体前倾进行锻炼。

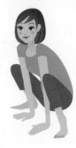

将阴道周围变柔软的运动

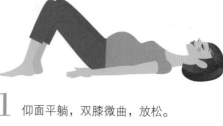

1　仰面平躺，双膝微曲，放松。

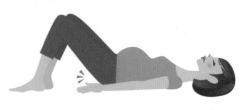

2　保持步骤1的姿势，用力收缩臀部肌肉和肛门。放松姿势与收缩臀部和肛门为一组，一次重复做10组。

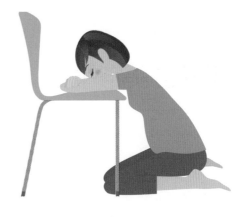

锻炼后与疲惫的时候

锻炼后就悠闲地休息吧。下面介绍的姿势在做家务和工作疲劳时或阵痛时比较推荐。可根据自身情况选择比较轻松的姿势。

在 床 上

大腿分开，膝盖平放，双肘支撑在床上，呈匍匐姿势。以这个姿势读书也可以。

在 椅子 上

双腿屈膝跪于地面，双臂和头部放在椅子上，全身放松。想打盹儿或缓解阵痛时比较推荐。

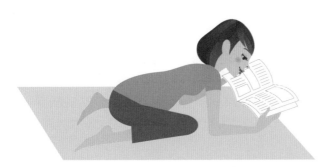

横躺（侧卧位）

侧身躺下，胳膊放在舒适的地方，置于上面的腿略微弯曲。对于逐渐变得笨重的腹部来说，这是最舒服的姿势。

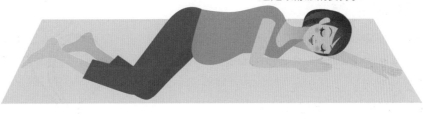

仰面 朝上

仰面躺下，双腿分开，与肩同宽。把坐垫和浴巾置于膝盖下方，调整高度。保持这样的姿势放松全身，反复进行深呼吸。

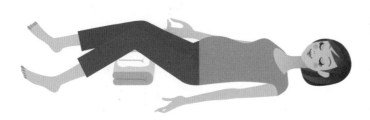

孕期的美容保养

怀孕期间肌肤问题和发质烦恼会增加。当个美丽孕妇的秘诀是什么

放松心情
正视你的身体

怀孕期间身体会发生很大变化。暂且不说体形等外观，体质、肤质和发质等与以往也会有很大不同。

虽然这是由于体内激素水平急剧变化引起的，但因为变化得比较突然，所以很多孕妈妈一时接受不了。突然皮肤变得干燥，体毛变得浓密，心情也容易变得郁闷。

但是，这些都是"怀孕期间的常事"，产后就会逐渐消失。因此，不需要特别担心。对于这些变化，孕妈妈不要过于敏感，要放松心情，这样对腹中的宝宝是有益的。另外，要正视自己身体的变化。

皮肤问题

◉ 黄褐斑、雀斑

经常听说怀孕之后黄褐斑和雀斑会变得更加明显，这是因为怀孕期间孕激素、雌激素和黄体酮的分泌量增加了。

这些激素在产生黑色素的过程中，受到某些刺激发生了色素沉积，形成了黄褐斑和雀斑。

紫外线是一个重要的刺激因素。怀孕期间要做好预防紫外线的万全工作。尤其在 4～9 月份，紫外线非常强烈，要借助遮阳伞、帽子、防晒霜等来抵抗紫外线，保护全身的皮肤。

由于怀孕期间皮肤比平常更加敏感，因此最好选用不含有紫外线吸收剂的无化学添加剂的防晒霜。

◉ 皮肤脱皮、刺痒、长湿疹、过敏

怀孕期间，在手脚外侧、胸部、腹部和后背等处经常会出现皮肤干燥、刺痒或长湿疹的现象。其特征之一就是非常痒。

这是受怀孕期间激素变化的影响，产后大部分都会消失。为了预防皮肤干燥，要勤涂保湿乳。怀孕期间，原本患有过敏性皮炎的人会有症状加重的情况，要及时与医生商量进行治疗。

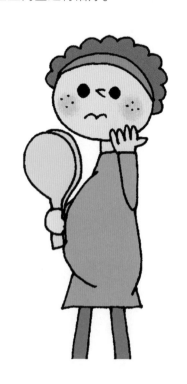

体毛变得浓密

怀孕期间不仅体内的雌激素水平会升高，雄激素也会升高，所以体毛会变得浓密。

体毛的变化因人而异，由于变化突然，准妈妈通常会十分惊恐且为之烦恼，但这种现象只是一时的，产后会逐渐恢复，所以请不要在意。

这段时间，准妈妈鼻子下方的面部汗毛一般也会变得浓密。因为是长在显眼的部位，所以若十分在意，可以通过刮脸来去除汗毛。但是，怀孕期间皮肤敏感，所以要经常涂抹一些刺激性小的润肤霜，以保护皮肤。

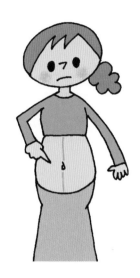

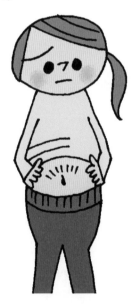

妊娠线

穿过肚脐，上下延伸的那条线就是"妊娠线"，这是每个人都与生俱来的。

怀孕后由于体内激素变化，导致皮肤色素沉着，所以原本不明显的妊娠线逐渐呈现深茶褐色，但是一般产后一年内都会消失，所以请不要过分在意。

发质问题

脱发、发质干枯

经常听说怀孕期间有人由于脱发严重而感到恐慌。并且刚长出的新发很细且没有弹性，非常干燥，发质完全变了。这是怀孕期间常见的一种变化，是由于体内激素分泌量发生了改变，母体的营养优先输送给了宝宝引起的，这种情况在产后仍会持续一段时间。

分娩后，激素分泌恢复平衡，月经重新来潮的时候，这些问题会逐渐消失，所以不用过度担心。

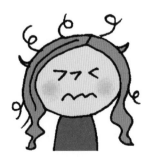

◉ 头屑增加

怀孕期间，会有头部瘙痒加重、头屑增多的情况。

这种情况一是由于皮脂腺分泌的皮脂增多，阻塞皮脂腺，细菌繁殖生长所致；二是由于头皮干燥所致。

无论是哪种原因，用力洗头发都是不对的。为了避免本身就有问题的头皮受到再次伤害，洗头发时应该用指腹轻轻揉搓按压。有时可能是洗发液和护发素不适合，换用其他类型的产品也是一种解决方法。此外，要避免使用染发剂和烫发剂等刺激性强的制剂。

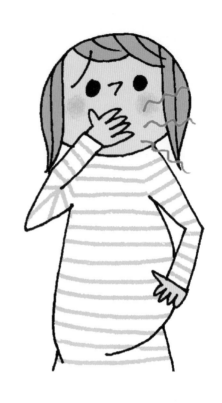

其他问题

◉ 体味变重

怀孕后嗅觉变得灵敏，在意他人体味自然不用说，有时也会觉得自己的体味变重。并且，怀孕期间体温升高，容易出汗，汗腺分泌物增加易导致产生体味。这些情况在产后都会消失，所以注意清洁就没有问题了。

◉ 口臭严重

由于怀孕期间激素水平发生很大变化，所以免疫力降低，口腔环境发生变化。与正常情况相比，唾液的分泌量减少，容易引发牙周病和龋齿。因此，口臭变得严重。

在怀孕期间推荐接受牙科诊疗。在保持口腔环境正常的同时，完成龋齿治疗。

分娩后忙于照顾宝宝，很难对自己照顾周到，所以要在产前照顾好自己。

◉ 妊娠纹

由于肚子和胸部急剧变大，皮肤组织损伤或断裂，可以看到毛细血管，形成"妊娠纹"。分娩后妊娠纹会变淡，但是很难完全消失。

◉ 腋下发黑

怀孕20周后，容易发生色素沉积，皮肤上可能会出现黑色素沉着。

尤其是腋下和乳头、乳晕、外阴、脚后跟等本身就含有很多黑色素的部位，容易变得更黑。

分娩后，随着黑色素平衡恢复正常，黑色素沉积会逐渐减轻，所以不用过分担心。

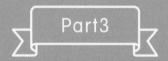

Part3

怀孕期间要准备的事

为了迎接新的家庭成员，必须要事先确认产前应该知道的事情和应该完成的事情。

去参加准妈妈课堂、准爸妈课堂

这是怀孕期间缓解忧虑和学习分娩知识的机会，能够防止产后焦虑，所以一定要参加

医院主办的课堂

如果怀孕了，医院会向准妈妈介绍准妈妈课堂。准妈妈课堂会针对第一次做妈妈的孕妇，详细地说明怀胎十月直到分娩的生产过程和宝宝的照顾方法等，所以一定要参加。

准妈妈课堂一般会举办3~4次，大部分都是免费的。医院和其他团体主办的准妈妈课堂在内容上基本没有差别，但是关于分娩时的陪同、母子同住等问题如果想要具体咨询，最好参加自己建档的医院举办的准妈妈课堂。

在课堂上，除了理论知识之外，还能学习孕妇体操、分娩呼吸法，并且能通过给玩具宝宝洗澡等体验进行学习。

在准妈妈课堂中交到朋友的妈妈们大部分表示"能参加真是太好了！"如果能遇到同一时间分娩和育儿的朋友，则更容易消除各种各样的焦虑和不安。即使以交朋友为目的，参加准妈妈课堂也是很好的方法。要好好利用这次机会。

准妈妈课堂的课程（示例）

第一讲 关于怀孕初期
- 怀孕计划和注意点
- 怀孕期间的生活（初期至中期）
- 胎教和孕妇体操
- 乳房按摩等

第二讲 怀孕中期
- 怀孕期间的营养
- 住院、分娩准备
- 新生儿衣物和日常用品
- 怀孕期间的异常状况等

第三讲 怀孕后期
- 怀孕后期生活中的注意事项
- 分娩过程
- 呼吸法、放松法的练习
- 分娩预演

第四讲 怀孕后期至产后
- 分娩准备
- 住院时间和相关手续
- 关于新生儿护理的注意事项
- 产后恢复和生活等

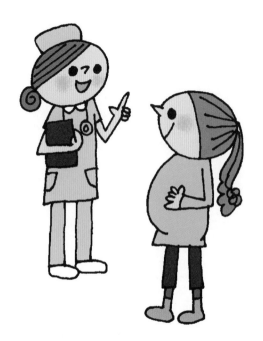

夫妻一起参加，分享知识和体验

对于准妈妈来说，从宝宝存在于妈妈腹中的那一刻起，体内就已经在发生各种各样的变化了，所以准妈妈会非常顺理成章、自然而然地培养起成为"母亲"的意识。如果能感到胎动，母性会变得更强。

然而，对于准爸爸来说，一直到宝宝出生，身体和生活方式一般都不会发生太大变化，所以在意识上做好成为"父亲"的准备是必要的。

准爸妈课堂便成为了一个契机。准爸妈课堂一般会在准爸爸也方便参加的周末或者工作日的晚上进行。

准爸妈课堂会讲解一些孕妇身体变化和分娩的流程等准妈妈自身都难以说明白的事情。优点是通过洗澡和换尿布的练习，使准爸爸与宝宝接触的障碍变小，能轻松顺利地加入育儿过程中。

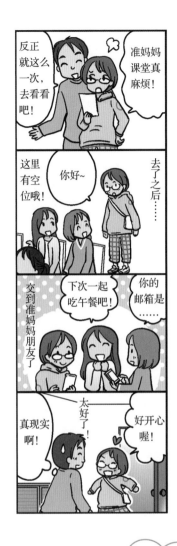

前辈妈妈们的心声

准爸爸的意识转变

和丈夫一起参加了医院的准爸妈课堂。虽然还没有真正成为父亲，但是如果了解了准妈妈的身体变化和宝宝的事情，准爸爸的心境多多少少也会发生变化。

（Y小姐，31岁）

能多多提问

为了缓解焦虑，满怀不安地去参加了准妈妈课堂。讲师通俗易懂地讲解了怀孕、分娩的过程，我还问了很多细节问题，都得到了认真的回答，所以非常开心。

（C小姐，26岁）

能与其他怀孕的妈妈交朋友

在准妈妈课堂上知道旁边的准妈妈跟自己年龄相仿，两家之间步行仅10分钟，所以成为了非常要好的朋友。由于她的热情，陷入焦虑的我认识了很多不同地区的妈妈朋友。孕期生活也变得更加开心。

（A小姐，37岁）

出生前的羁绊
与宝宝的交流——胎教

胎教一般被认为是早期教育，但是妈妈能够心境平和地生活才是最好的"胎教"

怀孕5个月后，宝宝可以听见声音了

从怀孕5个月开始，胎儿的脑部神经已经发育完成，所以在妈妈腹中的宝宝能听到外界的各种声音。

有很多妈妈开始意识到要"胎教"了。也有的妈妈听古典音乐、英语会话，想"尽早培养宝宝的情操"。

但是，实际上宝宝只能听到妈妈的声音和妈妈的心跳声、血液流动声，而外界的声音几乎不能传递给宝宝。

虽说如此，爸爸的呼唤声和古典音乐也并不是完全没有用。妈妈只有享受当下的状态，放松身心，才能给孩子营造一个舒适的环境。

妈妈的声音就是最好的交流

什么是"胎教"呢？有研究表明，如果从宝宝在腹中时就开始进行早期教育，能开发大脑。但是一般认为能使妈妈感到放松的环境就是腹中宝宝舒适的环境。

相反，如果妈妈感到压力大，血液循环就会变差，输送给宝宝的氧气也会减少。也就是说，吵架和生气都对宝宝有影响。只有妈妈心情愉悦地生活，宝宝才能开心健康地成长。

同时，宝宝能听到妈妈的声音，所以妈妈要多和宝宝讲话，给宝宝唱歌、读书的声音也能传递给宝宝。

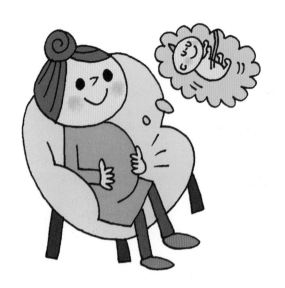

医生这样说

准妈妈能开心轻松地度过这段时光，能相信自己的分娩能力和宝宝的生命力，才是最好的。比起胎教，妈妈自己的感受更加重要。这样宝宝才能从妈妈那里得到力量。

初期

给宝宝起名

起初可能会感觉到害羞，但在宝宝未出生的这段时间还是起一个昵称吧。这样，呼唤宝宝、与宝宝交流也会变得容易。

呼唤和问候

要经常对宝宝进行"早上好""晚安"等问候，以及"今天是个好天气哦""妈妈也很努力呢"等对话。这对培养成为妈妈的意识和母性很有效果。

轻抚肚子，传递温暖

轻抚肚子也是很好的胎教方式，能促进分泌大量"爱"的激素——催产素，给腹中的孩子传递爱意。

中期

听听音乐，唱唱歌

胎宝宝5个月后就能听到声音了，所以给他们送上妈妈的歌声吧。即使是哼唱，宝宝也能听到。同时，喜欢音乐的妈妈也能得到放松。

多与宝宝说话

妈妈自不用说，爸爸和宝宝说话也是很有意义的。通过和宝宝说话，能尽早进入"爸爸"的角色。

读书给孩子听

选择一些在宝宝出生后想读给他的书。在书店寻找各种各样的绘本也是很开心的。即使没有抑扬顿挫，只是随意地诵读，妈妈温柔的声音也能传递给孩子。

后期

和宝宝一起玩"踢肚子游戏"

如果能感到胎动，就能享受和宝宝交流的愉快过程，一起玩"踢肚子游戏"吧。

如果宝宝踢肚子，就一边说"踢"一边轻敲某个地方。如果宝宝又踢了一次，就再轻敲那个地方。一天三次，耐心地持续1个月左右。养成习惯之后，轻敲与宝宝踢的地方不同的位置，下次宝宝竟然会真的踢那个地方哦。

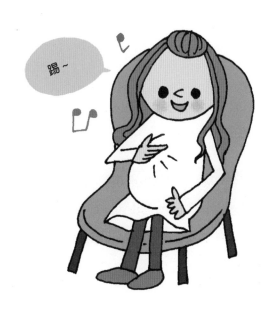

需要事先做好职场规划

职场方面的对策

提早告知上司，关注同事心情

一般告知身边人怀孕消息的时机是在医院确认宝宝胎心后，即怀孕6～7周以后，但是在进入稳定期后（满3个月）通知职场同事已成为主流。

尽早告诉上司是比较好的，因为有的孕妈妈孕吐严重难以保证全勤，或被诊断出先兆流产需要静养休息等情况会突然发生。如果不提早告知领导，应付这种紧急情况是很困难的。

此外，领导有必要去考虑变更你产前及产后的工作，然后根据工作计划进行人员填补，重新分配工作。不能因为担心"会添麻烦"而推迟告知领导，独自一人包揽过多工作，会给身体造成负担。为了无论何时发生任何情况都能顺利移交工作，和身边的同事交流工作内容和工作进展情况是很重要的。

告知后可以得到周围同事的帮助

对于怀孕期间和生产后都在同一个职场工作的情况，要事先和上司商量一下什么时候休产假、产后上班的大致时间等。也有公司有自行规定的产假时间及缩短工时的制度。

再忙也要按时产检

准妈妈在工作过程中很难抽出时间进行产检和参加准妈妈课堂，但可以事先做好时间行程安排，然后和领导商量。

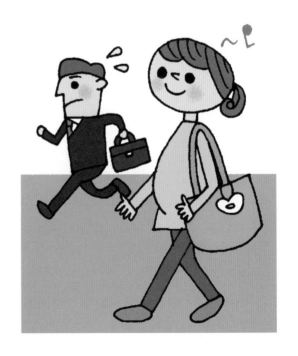

借助他人也是很重要的

提前确认育儿支援服务

没有必要只有妈妈一个人拼命育儿。需要帮助时让我们一起有效利用各种各样的服务吧

轻松分娩前的参观学习或注册

分娩后随时准备回去工作的妈妈就不用说了，此外，也有因急事必须暂时把孩子托付给别人的事情发生。在离自家不远的范围内，有哪些托付机构，让我们一起进行信息收集吧。

准备重返工作岗位的话，通常要拜托幼儿园来照顾宝宝，可以提前确定好想要托付的幼儿园。

一些育儿场所和自主团体会介绍很多育儿支援服务，分娩前让我们一起做好资料收集吧。

可以利用的 育儿支援服务

儿童馆·儿童中心

为0～18岁的孩子提供游乐的场所，可通过玩耍，促进孩子身心健康和增强体力。玩具和书等有很多，都可以利用。

育儿支援中心

为所在地区提供育儿支援服务，对所辖地区的育儿家庭进行育儿帮助。调查好自家周边的这类机构，参观学习后就放心了。

家政服务

代行打扫、洗衣、做饭等一般家务，育儿费劲时选择家政服务也是可以利用的方法之一。

育儿交流窗口

为帮助妈妈做好育儿工作，社区常有接受0～18岁孩子教育和养育问题（性格、情绪、自闭等）的咨询活动。

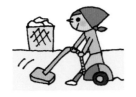

---- 主要的保育服务 ----

托儿所·幼儿园

一般不满3岁的孩子进入托儿所，3岁以上的孩子进入幼儿园，幼儿园分公立园和私立园，可按需申请。

家政育儿

一般为私人经营。将登记管理的育儿家政人员派遣到委托者家中从事幼儿的保育工作。

幼儿园的晚接班

每天幼儿园结束后对幼儿进行延时看护，看护时间及费用各幼儿园不同。

不要独自苦恼
求助于丈夫、双亲、朋友

在怀孕期间，可以依赖丈夫、双亲和朋友。不要独自一人承担所有的苦恼，过分勉强自己

向自己了解的人寻求帮助

怀孕后体内激素水平会发生很大变化，身体也跟着发生变化。很多第一次怀孕的孕妇会对从未有过的体验和变化感到震惊和感动。

同时，也有很多人会感到不安。不断思考自己的身体会发生什么变化、宝宝是否健康、生产之后工作能否继续、养育孩子是不是很困难等。

这个时候，可以向丈夫、父母、朋友等自己了解的人寻求帮助。用"能和我谈谈吗？""身体有点不舒服，能帮我一下吗？"等谦逊的语气请求帮忙，身边的人都会伸出援助之手。

丈夫
最希望他能理解我

跟女性比起来，男性有当父亲的意识会比较晚。正因如此，最好的方式就是将第一手资料都提供给他，让他成为最理解你的那个人！

分担家务

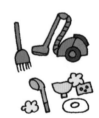

产后育儿是超乎想象的不容易的事。妈妈独自一人处理好育儿和家事是很勉强的。从怀孕期间开始，爸爸就应帮助分担家务，两人共同努力做好迎接宝宝的准备。

坦然接受身体的变化

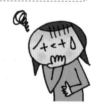

嘲笑贬低准妈妈的身体变化，即使是玩笑，准妈妈也会感到伤心和压抑。准妈妈要把自己的心情传达给准爸爸，不要再独自一人苦恼了。

做好成为父亲的准备

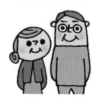

与准妈妈相比，准爸爸很难在孩子未出生时就有成为父亲的真实感受。可以给准爸爸看彩超照片，一起去参加准爸妈课堂，一起给宝宝起名字，让准爸爸做好成为父亲的准备。

父母 人生的前辈

怀孕期间，会重新涌现对自己父母的感激之情。让他们来跟你说说当父母的感受吧。

询问自己或丈夫小时候的事

向父母或公婆询问自己或丈夫幼儿时期的事情作为养育孩子的参考。

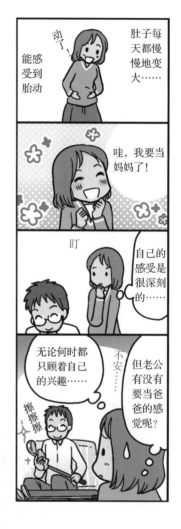

产前、产后的支持

产前可请父母陪同自己购买育儿用品，或请他们帮忙做家务和负责去医院的接送。产后可以请求丈夫帮忙做家务。

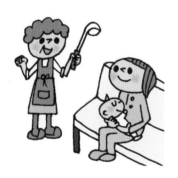

联系更加频繁了

为了在有情况的时候能够立刻拜托父母（公婆）帮忙，要事先更频繁地与父母（公婆）保持联系。

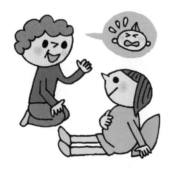

朋友 知心

朋友中若有些已经有了孩子，有困难或有困惑的事情时可以和她们商量，或许能得到一些有用的帮助。

前辈妈妈的建议

育儿的事情每年都会变化。关于最近的事情，比起自己父母的建议，前辈妈妈的建议是最好的。身边如果有前辈妈妈，在怀孕期间和她们保持良好的关系，会让自己更有信心。

告诉朋友自己的想法

怀孕期间你和朋友一起出去吃饭或参加活动，稍微向朋友撒一下娇，说出自己的希望："可以选使用有机食材的餐厅吗？""能坐一个宽敞点的位置吗？"当然，也不要忘记询问朋友的意见。

给宝宝创造舒适环境

从怀孕后就开始准备和宝宝一起居住的房间。提前设想好生产后要做的事，出院后对宝宝的照料也会很顺利

用心布置一个干净、安全、舒适的房间

实际上，为了迎接宝宝入住，会发现家里有很多需要注意的地方和存在危险性的家具。因为产后育儿要比想象的更加占用时间，到时候会没有时间改变房间布局，所以要在产前布置好一个"干净、安全、舒适"的房间。

多数情况下，孩子居住的房间会变成卧室。除了要确保有安置宝宝寝具的空间，还要考虑在哪里换尿布、洗澡后是否方便给宝宝做抚触等问题。

另外，还要确认宝宝居住的环境中是否有容易掉落或滚落的物品、易导致窒息的危险家具或装饰品等。

每个季节的舒适 温度 和 湿度

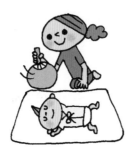

夏季
室温
26~28℃

宝宝的体温偏高

因为宝宝的新陈代谢比较活跃，所以体温偏高，容易出汗。但是，如果过多使用冷气，身体就会出现问题。室内温度一般可调至26 ~ 28℃，与室外的温差不超过5℃。

即使室温稍高，只要湿度低也能很舒服地度过。要充分利用空调的除湿功能。令宝宝觉得舒服的湿度是40%~60%。冬季可以使用加湿器等调节湿度。

舒适的湿度是40%~60%

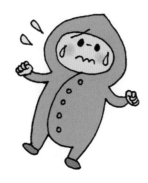

冬季
室温
20~23℃

要注意避免过度保暖

对于宝宝来说，舒适的冬季室温为20 ~ 23℃。可通过宝宝的状态来调整衣服和被子的厚度。即使很冷，也不要一直关闭窗户，一天中要进行几次通风。

舒适 空间 的要点

能保证安全吗？

周围有没有额外的东西？

毛绒玩具和毛巾有令宝宝窒息的危险，所以不要放置在被子周围，并且毛绒玩具容易成为螨虫的温床，要注意。

注意意外滚落！

对于身体还未完全发育成熟的宝宝来说，即使从不太高的地方滚落也有引起颅内出血的风险。所以在使用婴儿床、婴儿座椅或沙发时要十分注意。

灾害发生时是否有安全场所？

确定在发生地震和事故等紧急情况时是否有安全场所能够躲避小物件、照明用具和家具等落下和翻倒带来的意外伤害。用一些固定家具的器具固定，才是万全之策。

宝宝舒服吗？

室内的灯光亮度如何？

如果室内过于明亮，对宝宝的眼睛和大脑有很强的刺激。日光和照明用具不能直接照射宝宝的眼睛，调整照明亮度才是最重要的。夜间可以使用间接照明。

环境是否干净？

为了使宝宝不吸入尘土、螨虫、毛絮等，要经常注意家中的清洁卫生。将宝宝安置在妈妈易清扫的地方比较好。

通风好吗？

有阳光射入并且通风好的房间能保持合适的室温和清洁度。如果很在意外面的空气质量，可以看情况再通风。

为宝宝单独准备一个睡觉的地方

和孩子同睡一床被子可能会发生压住宝宝的事故。为了使妈妈和宝宝都能睡得舒服，应该分开睡。

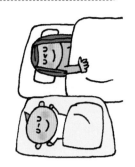

搬家和改变室内布局

家里有宝宝的时候尽量不要搬家或改变家里的布局。若不得已必须这样做，一定要将宝宝安置在妈妈的视线范围内，确保他有一个安全安静的休息场所后再进行。

容易照料吗？

容易观察到吗？

小宝宝会有窒息或呼吸突然停止的危险。为了在危险的情形下妈妈能立刻察觉，白天要让宝宝待在起居室等妈妈能够看到的地方。

能立刻赶到吗？

宝宝哭泣的时候妈妈能立刻赶到他的身边很重要。妈妈的活动范围要顾及到随时能过来照看宝宝。

有关怀孕、生产的信息是真的吗？

在怀孕、生产的整个过程中不明真伪的信息有很多，那些话是真的吗？

产前

Q 怀孕时，
肚子向前凸的怀的是男孩

A 错。

没有经过B超检查时，出生前根本无法判断婴儿的性别。因此"肚子前凸是男孩"的说法是没有医学根据的。

Q 孕吐时喜欢吃的食物，
也是孩子喜欢的食物

A 错。

准妈妈吃的食物会变成营养成分经过胎盘传递给胎儿，但若说这些东西会变成宝宝出生后喜欢的食物，是没有科学依据的。不过，孕吐时因为通常会喜欢气味不冲的、口感好的食物，而这些食物恰好也是孩子喜欢的东西，这种巧合是很多的。

Q 即便宝宝出生时体重不足，也会
很快追赶上

A 错。

近年来，妈妈的减肥意识提高，因此不足2500g的低出生体重婴儿增加。另外，低出生体重婴儿体质差、易生病，成长易受影响。为了生出健康的婴儿，妈妈还是好好吃饭获得充分营养吧。

产后

Q 一哭就抱，会养成习惯

A 错。

婴儿被妈妈抱着可获得安全感和信赖感，也由此培养出对别人的爱心和信任，养成习惯或不养成习惯都有可能。不用在意宝宝是否会养成一哭就抱的习惯，多抱抱他吧。但是，不要用同样的姿势长时间抱着宝宝，要注意调整姿势和休息。

Q 在宝宝脖子能支撑头部之前，
最好不外出

A 对。

婴儿满月体检后，稍微散散步接触外边的空气是好的。但是，抵抗力还很弱、哺乳和睡眠还不规律的婴儿，此时长时间外出会成为很大的负担。等过了3~4个月婴儿脖子可以稳定地支撑头部后再外出更好些。

Q 哺乳前，
用清洁棉消毒乳头会更好

A 错。

因为婴儿舔舐带有汗和皮脂的乳头可以提高免疫力。另外，因为母乳有杀菌作用和保护皮肤的作用，哺乳前在乳头上涂抹少量母乳也是不错的。若用清洁棉消毒乳头，反而会带来麻烦。

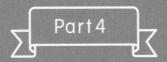

Part 4

先做好准备，
产后不慌张

和宝宝一起的新生活近在眼前。
在产前的空闲时间好好做准备，等待生产吧！

选择纯母乳、配方奶还是混合喂养

先了解分别有什么好处，然后再选择适合自己的方式吧

不同的哺乳方法各有优点，选择适合你的方法

婴儿吃妈妈的母乳是妈妈和宝宝最好的交流。因为母乳中含有丰富的免疫蛋白且营养很丰富，所以最好让孩子吃母乳。但是，由于泌乳不足、婴儿不会吸吮等各种各样的原因，不能纯母乳喂养的妈妈也有很多。这时候，搭配配方奶喂养也可以。配方奶内也含有婴儿所需的营养素。

哺乳时可一边抱着婴儿一边说话，多多交流，宝宝能够感受到你传递给他的爱。

虽然母乳有很多优点，但是如果过度依赖母乳勉强哺喂，反而给妈妈造成压力就本末倒置了。配方奶也有其优点，找出既适合妈妈又适合孩子的方法吧。

不同喂养方式 需要提前了解的事情

母乳喂养

母乳富含婴儿所需的营养和免疫蛋白。另外，婴儿吮吸乳房，有利于母亲产后恢复。

优点	缺点
• 营养均衡好	• 哺乳时间间隔短
• 富含免疫蛋白	• 可能会导致乳头或乳房
• 母体恢复快	感到不适
• 外出时负担小	• 在人前不方便哺乳
• 节省了冲奶粉的时间	• 必须妈妈哺乳
	• 可能会引发肩酸、头痛或
	腱鞘炎

配方奶喂养

配方奶要按规定的量喂养，除妈妈以外的人也可以操作。但是，调制配方奶花费时间，深夜和外出时会感到不便。

优点	缺点
• 婴儿不容易饿	• 冲调时费时间
• 人前也可以喂	• 外出时负担增加
• 除妈妈以外的人也可以	• 母体恢复慢
操作	
• 妈妈的饮食生活不会影	
响婴儿	

混合喂养

混合喂养容易造成乳汁分泌减少，只要有机会，尽可能地让宝宝多多吸吮吧。

优点	缺点
• 没有母乳不足的担心	• 母乳分泌减少
• 减轻了睡眠不足及肩酸	• 可能会导致乳房或乳头
等哺乳负担	感到不适
	• 外出时负担增加

医生这样说

妈妈能纯母乳喂养宝宝是最理想的状态。当然使用配方奶也没有什么问题！最重要的是，要用你的爱去养育宝宝。

胸部 护理

了解母乳是如何分泌的

妈妈的血液被运送至乳房内的乳叶，既而变成母乳，并通过输乳管蓄积在输乳管窦内。宝宝吸吮妈妈的乳头，会分泌能促使母乳分泌的催乳素和将母乳挤压出来的催产素等激素，然后母乳就会被分泌出来。

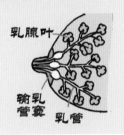

饮食决定母乳的味道

根据妈妈的饮食情况，母乳的味道也会改变。妈妈应避免食用过辣、过甜、过油的食物，吸收优质的营养吧。理想的饮食是三菜一汤。一周内保持营养平衡。

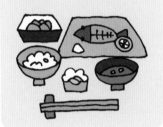

分泌好喝的母乳

为了能分泌出好喝的母乳，妈妈的日常生活必须要规律、健康。可以做一些轻度运动，使血液循环变好，这样母乳分泌会更旺盛。妈妈在不用照顾宝宝的空闲时间要多休息，减轻压力。

要点	饮食营养均衡
	不断补充水分
	做轻微运动或伸展运动
	手脚保暖
	保证有充足的睡眠
	不累积压力

做上半身的伸展运动

血液循环变好，作为母乳原料的血液也会大量被输送至乳房。旋转肩膀，通过简单的伸展运动放松上半身吧。

不穿太紧的内衣

穿压迫胸部的内衣是血液循环不畅的原因之一。在家里时建议不穿内衣。通过乳房的自然晃动可使血液循环变好，有按摩效果。

提前了解好可咨询的对象

担心母乳是否充足、乳头或乳房感到不适时，可以去医院妇产科或专业的母乳咨询窗口进行咨询。

乳头按摩

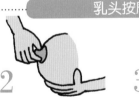

1 洗浴后，皮肤变得柔软，一只手支撑在乳房下面，另一只手放在乳晕周围，用5根手指按摩乳房。

2 5根手指包住乳头，向前拉。

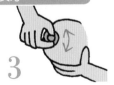

3 抓住乳头根部，一边往前拉，一边用手指左右扭转乳头，并慢慢地由根部向乳尖移动。

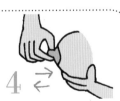

4 抓住乳头根部，前后拉伸，并慢慢地由根部往乳尖移动。左右两边的乳房各进行2～3次。

事先准备生产和育儿用品

要和可爱的宝宝一起展开新生活了，弄清真正需要的物品，一起准备吧

不要着急一次买齐，从最必要的东西开始准备

产后约1个月，妈妈还不太能外出行走。对于宝宝出生后1个月内需要用到的东西，应该在怀孕期间准备。因为存在物品好用与否，以及婴儿是否适用的问题，所以不要一次买齐，先只准备必要的东西。

另外，像婴儿背带和婴儿车等，不同的产品，功能差异较大，建议带着宝宝一起去购买，以确保选择最合适的。

生产&住院

怀孕期间将住院的东西先备好，收在包包里，做好随时都能住院的准备。

住院物品

哺乳用文胸

具备能开闭罩杯的部分，方便哺乳。

防溢乳垫

放在文胸内防止母乳渗漏。有纸质和布质两种。

产褥短裤

大腿部分有尼龙带扣能够开闭，便于产后检查。

产妇卫生巾

大且厚的卫生巾，能吸收产后流出的大量恶露。

成套孕妇睡衣

方便诊察和哺乳的前开式睡袍或成套睡衣。

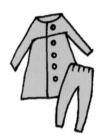

其他

口杯、吸管、拖鞋、手帕、浴巾、卫生纸、洗漱用具、指甲剪等。

育儿

每个品牌的育儿用品特点都不一样，每个宝宝适用的育儿用品当然也不尽相同。

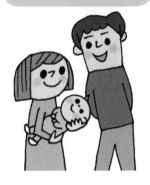

内衣·婴儿服

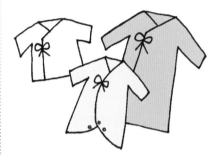

⊖选择婴儿服最重要的就是触感。此外还要考虑透气性、吸水性、保暖性等，要应迎合季节选择材质。新生儿的基本款是短款的（左），寒冷季节是长款的（右）。若想既方便活动又遮住脚踝，建议选择带扣子的中长款（中）。

⊖选择内衣时，前开式的连体衣（右）是基本款。袖子和下摆短的（中）适合月龄小的婴儿。腿部的扣子可以任意扣的款式，也可以变成裙装（左），非常实用。

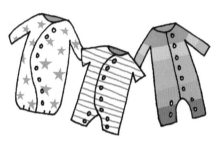

尿布用品

纸尿裤

最开始要给新生儿准备纸尿裤。不要一次性买大量，应根据婴儿的成长状况和肌肤的适应程度选择。

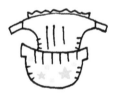

布尿布

从环保和经济上来考虑，用布尿布是很好的选择。选择透气性和吸水性好的材质。尿布兜也要准备，别忘记了。

擦屁屁的湿巾

这是保持婴儿屁屁清洁的必需品。有厚度的湿巾不伤皮肤且卫生。

纸尿裤专用垃圾箱

使用完的纸尿裤味道很大，放在专用垃圾箱里，即使放在客厅也没问题。

哺乳用品

哺乳靠垫

哺乳时放在妈妈的膝盖上可以调整婴儿的高度。放在胳膊下面，可以减轻支撑婴儿的胳膊的负担。

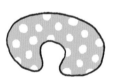

奶瓶·奶嘴

即使是母乳育儿，因为要喂凉开水和挤出来的母乳，所以也要准备奶瓶。奶嘴也有各种各样的形状，可按照年龄选择。

奶瓶消毒用品

除煮沸消毒以外，可以用奶瓶消毒锅进行蒸汽消毒，也可以浸在奶瓶专用消毒液中消毒。

配方奶粉

因与婴儿的适应性有关，最开始可准备小罐的奶粉尝试一下。外出时，小包装奶粉携带更便利。

睡觉用品

褥子

为了防止窒息，褥子要硬一些，棉被要轻。小便或汗会弄脏褥子，因此防水床单或隔尿垫是必要的。也可根据季节使用棉毯或凉被。

婴儿床

婴儿床除了远离地板，比较卫生以外，还更容易营造安静舒适的睡眠环境。宝宝若是很活跃，婴儿床也可当安全围栏使用。

婴儿摇椅·安抚椅

平时醒着的时候，可以将婴儿放在婴儿摇椅或安抚椅上。安抚椅也可以成为吃饭用的婴儿座椅，可以使用很长时间。

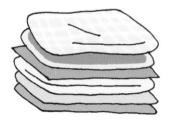
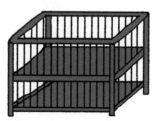

安抚椅
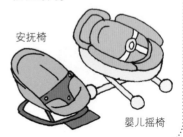
婴儿摇椅

沐浴用品

婴幼儿澡盆

有可直接放在地上的，也有可以放在洗手台上的，有各种各样的款式，选择自己使用方便的吧。

婴儿沐浴露

因为婴儿的皮肤很娇嫩，建议使用婴儿专用沐浴露。沐浴时，单手按压式的沐浴露用起来比较方便。

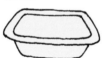

纱布

沐浴时，将大的纱布盖到婴儿身上，婴儿会感到安心。准备一块用于洗澡的纱布吧。

水温计

用于放到浴盆里测量水的温度。有些婴儿用的水温计，上面标有夏天和冬天的适合温度，即使是你初次给宝宝洗澡，也会很安心。

婴儿护肤品

沐浴后，保护皮肤的皮脂会一起被洗掉，因此沐浴后用婴儿专用护肤品好好给宝宝的肌肤保湿吧。

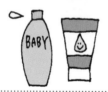

卫生用品

指甲剪

婴儿指甲小而柔软，须使用婴儿专用指甲剪。婴儿指甲剪的尖端是圆的，不用担心会弄伤宝宝。

婴儿专用棉签

沐浴后用于清洁宝宝的耳朵和鼻子、给肚脐消毒。

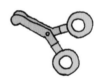

温湿度计

因为婴儿的体温调节能力差，房间里的温湿度一定要适宜。温度宜保持在 20 ～ 28 ℃，相对湿度宜保持在 40%~60%。

吸鼻器

婴儿不会擤鼻涕，所以给他吸鼻涕吧。常用的吸鼻器有吸管型和滴管型。

吸管型

产后再慢慢挑也可以

婴儿外出用品

婴儿外出用品无须急着在怀孕期间挑选，因为想和宝宝一起出门，还要等到宝宝满月后才行。

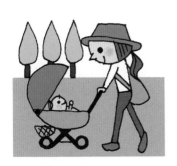

抱婴儿用品

婴儿包被（包巾）

可温柔地包住婴儿的包被，使婴儿有安全感，很安心。建议脖子尚未支撑得住头部的新生儿使用，穿脱也方便。

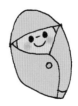

背巾

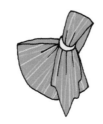

用像吊床一样的背巾包住婴儿，也有十字交叉状包住婴儿的。背巾的设计各种各样，很漂亮。可尝试使用不同样式的背巾，最后选择用着最舒服的。

抱带

选择方便外出或哄孩子入睡的抱带。不同的抱带，功能也各种各样。可按平时背抱婴儿的习惯选择最合适的。

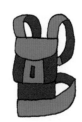

婴儿车

在宝宝的脖子可稳定支撑头部前可使用A型婴儿车，在脖子和腰生长发育稳定后可使用B型婴儿车。婴儿车的样式多种多样，有些小巧轻便，有些稳固且功能多，根据自己的实际需求来选择吧。

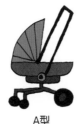

A型

种类

A型

躺椅式婴儿车，婴儿满月后可以使用。

B型

大一些的宝宝能保持坐姿后可选择这种样式。这种婴儿车占地小，移动方便。

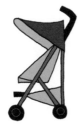

B型

儿童安全座椅

安装儿童安全座椅是必须的。1岁前可以使用婴儿专用提篮。儿童安全座椅一定要稳固安装在汽车内，其安全带和座椅高度一般可调节，因此能用很长时间。

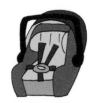

婴儿专用

种类

婴儿专用

安装简单，婴儿熟睡后也能轻松地卸下来。

幼儿专用

可改变座椅安全带的长短和座椅高度，可使用很长时间。

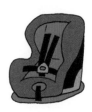

幼儿专用

分娩和住院用品 清单

☐ 母子健康档案	☐ 哺乳用文胸	☐ 拖鞋
☐ 社保卡	☐ 产妇卫生巾、产褥短裤	☐ 现金
☐ 水杯	☐ 产褥垫	☐ 手机
☐ 纱布手帕、毛巾	☐ 防溢乳垫	☐ 手机充电器
☐ 洗漱用具	☐ 妈妈出院时的衣服（一套）	
☐ 脸盆	☐ 宝宝出院时的衣服（一套）	

育儿用品 清单

内衣/婴儿服		哺乳用品		沐浴用品	
☐ 短款内衣	根据情况准备4~5件	☐ 哺乳用文胸	2~3件	☐ 婴儿浴缸	1个
☐ 套装内衣		☐ 防溢乳垫	适量	☐ 婴儿肥皂	1块
☐ 长款内衣		☐ 吸奶器	适量	☐ 婴儿沐浴液、乳液	各1瓶
☐ 两用内衣	根据情况准备4~5件	☐ 哺乳靠垫	适量	☐ 纱布	5~10片
☐ 长款连体婴儿服		☐ 储奶袋	适量	☐ 水温计	1个
☐ 短款连体婴儿服		☐ 奶瓶、奶嘴	1个	☐ 洗脸盆	1个
☐ 防寒外套	1件	☐ 奶瓶消毒用品	适量	卫生用品	
尿布用品		☐ 奶瓶洗涤剂	1瓶	☐ 指甲剪	1个
☐ 布尿布	30~40片	☐ 洗奶瓶的刷子	1个	☐ 婴儿专用棉签	1包
☐ 尿布洗涤剂	适量	☐ 配方奶粉	1罐	☐ 吸鼻器	1个
☐ 纸尿裤	1包	睡觉用品		外出用品	
☐ 纸尿裤专用垃圾箱	1个	☐ 隔尿垫	1条	☐ 抱带	1个
☐ 厕纸	1包	☐ 婴儿床	1个	☐ 婴儿包被、棉毛毯	适量
☐ 尿布替换床单	适量			☐ 婴儿车	1辆
☐ 尿布兜	1个				

育婴用品 之该不该买

育婴用品中总有一些是"不太常用""要用到时再买就好""接受别人留下来的旧物就好"这样的东西，下面就帮你列出清单，以便参考。

婴儿床

有很多妈妈都有过这个经历，原本想让宝宝睡婴儿床，但只要一放到婴儿床上宝宝就哭，结果婴儿床完全闲置了。接受别人留下来的旧物，也是不错的方法。

婴儿防抓手套

因怕宝宝的指甲会抓伤自己，通常会帮他戴上婴儿防抓手套，但若能及时修剪指甲，不戴也没关系。宝宝不喜欢戴手套是常有的事，真的需要时再买也来得及。

吸奶器

若乳头有问题而造成无法哺乳，可以使用吸奶器。但若可以顺利哺乳，就无需吸奶器了，有需要时再买即可。

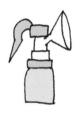

恒温热水壶

恒温热水壶对经常泡奶的妈妈来说或许是一大利器，但对于主要用母乳哺育的妈妈来说，就用不到了。

奶瓶消毒用品

若经常使用奶瓶，备有奶瓶消毒器，能让你又快又方便地清洁奶瓶。若母乳分泌充足，不经常使用奶瓶，用家中的锅具通过沸水消毒即可。

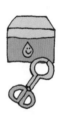

包巾

不管是抱着宝宝、带宝宝外出或是哄宝宝睡觉，包巾都是很实用的物品，不过也无须特别购买，可以用已有的浴巾或毛毯代替。

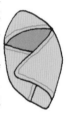

沐浴巾

帮宝宝洗澡时，在宝宝身上盖一块沐浴巾，会让他比较安心。不过也无须特别准备沐浴巾，用纱布巾、较薄的毛巾或宝宝自己的内衣代替也可以。

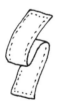

体温计

虽然市面上有能测量额温及耳温的体温计，但说到底准确性还是没那么高。有些妈妈会连同夹在腋下的体温计一起看。

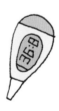

注意事项

☐ **季节和环境**

根据季节、居住环境、宝宝的喜好等，需要准备的物品会有所不同。无须将育儿用品清单上的东西通通买齐，只要买自己最需要的东西即可。

☐ **不好用**

婴儿的服装与育婴的用品有可能在实际使用后，才发现材质或功能上不太适合。因此，在购买之前，可以先听听有经验的妈妈的建议，收集一些相关信息。

☐ **买太多**

婴儿长得很快，衣物和用品的尺寸也变得很快，例如纸尿裤等，只要够用就好。婴儿服也是，同样的尺码不要买太多。

是否回娘家生产?

回娘家生产是指生产前后都在娘家度过。需要跟自己的丈夫和娘家先商量好，请沟通好后再作决定吧!

早点商量，做出决定，腾出时间来做准备

回娘家分娩的好处是因为家里有自己的妈妈在，能帮助处理家事，照顾自己。使自己能在产后得到休息，也能和自己的妈妈谈论养孩子的各种问题，所以会比较安心。但是，娘家太远的准妈妈回去会比较累；自己的妈妈可能会过度干预，有可能会带来压力；因孩子的爸爸不在身边，无法从孩子一出生就参与到养育孩子的过程中来，这些都是回娘家分娩的缺点。

要不要回娘家，早些与丈夫和娘家商量决定吧。如果决定回娘家，要提前确定分娩医院，并准备转移。妊娠5~6个月这段时间进行准备，怀孕9个月时能转移到娘家就行。

不回娘家生产的准备

拜托丈夫来做家务

准爸爸要记得做好打扫卫生、洗衣服等家务，在宝宝出生前后尽量调整工作强度，以留出时间和精力照顾家庭。

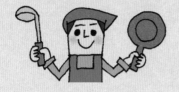

事先寻找能帮助自己的人

要是丈夫和家里人帮不上忙，能得到朋友或社区服务人员的帮助也会安心很多。要提前收集信息一起商量好。

产后用品提前准备，产后即可使用

要提前准备好婴儿床和宝宝衣物等，到时能立刻就用上。记得和丈夫一起把所需物品置办齐全。

回娘家生产的准备

早些确定分娩医院

在怀孕稳定期搜集娘家那边的信息，然后再确定分娩医院，早些预约分娩。可能的话，亲自去医院考察一下会更安心。

早些做产后准备

提前把产后必需的婴儿用品和自己的衣服送回娘家。出院后的用品产后再买也行。

请丈夫做的事

提前交代好办出生证明等这些事，产后拜托丈夫来办。洗衣服、做扫除等家务也要交代给他。

查好回娘家的方法

通常要回娘家的时候肚子也大起来了，尽量选择行程时间短、对身体负担小的交通方式。

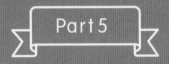

Part 5

事先了解就不会恐惧！
妊娠中的不安

　　准妈妈体内还有宝宝，并非一个人，因此容易紧张，易导致生病与不适。持有积极的态度，丢掉不安的情绪吧！

怀孕各时期的不适症状

怀孕初期

便秘·痔疮

消除便秘的关键：饮食、运动和补充水分

妊娠中产生便秘的原因随着怀孕时期的不同而不同。怀孕初期的便秘是由于妊娠导致激素分泌量增加所带来的影响。怀孕时，为防止早产和流产，抑制子宫收缩的激素分泌量增加，使得肠道功能变弱，从而导致便秘。另外，由于孕吐导致食欲不振，进入肠道的食物变少也是原因之一。

为了消除便秘，饮食生活的重新调整很重要。一日三餐要吃对吃好，要多摄取水分，也要有意识地摄入膳食纤维、乳酸菌，少食糖类。另外，养成早上起来喝杯水，吃完早饭去厕所的习惯。轻微运动对消除便秘也是很有效果的，不要随意服用市售的泻药，去跟医生商量一下吧。

便秘时，排便用力过猛会导致肛裂。另外，变大的子宫压迫肛门周围，致使血液循环不畅，会形成瘀血，最终形成痔疮。出现这些情况时，去和医生沟通，对症安全使用药物。

贫血

摄取铁分，预防贫血，安全生产

妊娠中因为要不停地把血液输送给宝宝，所以血液中的血红蛋白浓度会降低，容易导致贫血。

为了改善贫血，准妈妈要多吃贝类、菠菜以及动物肝脏等铁含量丰富的食材。同时摄入有助于铁吸收的维生素C和肉、鱼、鸡蛋、乳制品等，很有效果。

困倦

身体该休息了

怀孕初期感到困倦的准妈妈很多，白天也想睡，一整天都困倦发懒。严格来说，原因尚不明确，但有说是因为妊娠时体内急剧增加的黄体酮（孕酮）引起了困倦。另外还有一种说法，认为是为了度过妊娠和分娩期，让身体休息的生理反应。

怀孕中期，困倦感会渐渐减轻，不用太在意。难受时稍微打个盹儿、散散步，做些伸展运动，都会让你感到舒爽起来。

口腔不适

注意口腔清洁，增加唾液分泌量

怀孕之后，由于激素平衡发生变化，导致唾液分泌量减少。唾液具有自净作用，可保持口腔清洁。唾液分泌量减少后，会造成口腔发黏、口臭等不适感。此外，由于孕期的呕吐，会使刷牙很不方便，因而容易忽视对口腔的护理。加之，当孕妇感到恶心时，常常会想吃点东西，会使口腔内细菌繁殖，这也是引起口腔不适的原因之一。

因此，在孕期一定要注意刷牙。因呕吐而导致刷牙不便时，可以用清水或漱口水漱口，也能起到一定的清洁效果。

牙齿问题

在肚子变大之前先去看牙医

孕期容易产生蛀牙。之所以如此，很大一个原因是激素分泌失调带来的唾液分泌量减少（当然也有部分人的唾液分泌量会增多）。口腔环境呈酸性时容易产生蛀牙，而唾液可以保持口腔环境呈中性。

此外，有很多孕妇一天中会不停地吃东西。当人们吃东西时口腔内会呈酸性，经过一段时间后口腔会自动变回中性。但如果孕妇不停地吃东西，口腔内始终呈酸性状态，就等于为蛀牙的产生提供了温床。这一点孕妇一定要注意。

所以，有蛀牙和其他牙齿疾病的孕妇要尽早就医。当肚子变大之后，治疗牙病时长时间仰卧会很不方便，因而要尽量在怀孕中期就结束治疗。

腋下疼痛

腋下疼痛，出现的肿块可能是副乳

怀孕之后，有些孕妇会感到腋下有疼痛感。仔细观察会发现此处稍微隆起，出现肿块，这就是通常所说的副乳。一般情况下，它通常会出现在腋下或腋前。

有些副乳上有和乳房一样的乳头及乳腺组织，因人而异。在月经、怀孕和哺乳期间，副乳会和乳房一样肿胀，并引发疼痛。可用凉毛巾进行冷敷。如果疼痛一直持续，最好及时去医院就医。

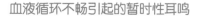

耳鸣

血液循环不畅引起的暂时性耳鸣

孕期会有很多孕妇感觉耳鸣。不同的人会有不同的症状，有的人会感觉耳朵里有"嗡嗡"的低音，有的人则会感觉到"嘤嘤"的高音，从而听不清楚他人说的话。耳鸣的主要原因是怀孕带来的血液循环不畅，中耳和内耳附近的血流不畅会引起耳鸣。怀孕导致的水肿可引起咽鼓管肿胀，也会导致耳鸣。此外，耳鸣和精神压力也有关系，孕妇由于身体状况的变化和运动不足等易产生压力，所以容易产生耳鸣。

怀孕带来的耳鸣只是暂时性的，生完孩子之后基本上就会恢复。因而孕妇在怀孕期间要保证充足的睡眠，不要给自己压力，要适量运动，多补充水分，让自己的血液循环更加流畅。

怀孕中期

头痛

除疲劳和睡眠不足之外，精神压力也是导致头痛的原因之一

头痛产生的原因有很多。从孕中期开始，对分娩的不安和随之产生的压力、肚子变大身体变重带来的疲劳，以及睡眠不足、运动不足和肩膀酸痛等都是头痛产生的原因。

如果对怀孕和分娩感到不安，不要一个人闷在心里，要向家人、朋友、医生倾诉。另外，也可以散散步、做做伸展运动，让自己恢复好心情。让丈夫时常帮自己按压穴位，好好休息放松自己是很重要的。

当感觉头非常痛时，一定要及时就医，不要随意使用市面上的药物。

腰痛

要减轻腰痛，就要尽量减轻对腰部的负担

孕期肚子变大后，会让背部向后仰，从而会增加腰部负担。此外，为了分娩时使胎儿更容易通过骨盆，在激素的作用下，骨盆和脊柱关节会变得疏松，从而更加剧了腰部的负担。

缓解腰痛要从纠正日常体态做起。坐在椅子上的时候，要挺腰坐稳，减轻对腰部的负担。也可以用腹带或孕妇专用束腹衣来帮助支撑腰部，缓解疼痛。

通过适当的游泳促进血液循环，或者做一些训练增加腰部肌肉柔韧性也是不错的选择。另外，按压穴位、暖暖腰部也是可以的。

肩膀酸痛

做做伸展运动、泡泡澡可以促进肩部血液循环

进入怀孕中期后，乳房增大，对肩部的负担增加，因而会有很多孕妇感到肩膀酸痛。除此之外还有一个原因，很多孕妇为了掩饰自己的肚子，故意弓着背。另外，怀孕期间容易运动不足，致使全身血液循环不畅，也会引起肩膀酸痛。

为了缓解肩膀酸痛，最好的方法是多做肩部伸展运动。在伸展时多注意肩胛骨的伸展，效果会更好。在运动过程中，转动手臂时要带动肩部一起转动起来。另外，还可以两肘用力向后伸展，让左右肩胛骨靠拢，或者两手在身前紧握，让背部扩张伸展。此外，通过泡澡温暖身体也可以促进血液循环，或者让丈夫帮助自己按压穴位、做做按摩以放松心情，这些做法对于缓解肩膀酸痛都有事半功倍的效果。

白带增多

当有异味、瘙痒时很可能是感染了细菌

怀孕时，雌激素分泌量增加，这使得子宫颈和阴道的分泌物增多，从而导致白带增多，同时白带的颜色和状态也会发生变化。而这些变化因人而异，有的会产生异常的酸味，有的则会感觉发黏。如果没有异味和瘙痒，便无须担心。但是一旦出现像白色乳酪一样的白带，或者感觉极其瘙痒、疼痛且有异味时，你可能患上了真菌性阴道炎等感染性疾病，这时一定要及时就医。

怀孕期间，如果阴道内的抵抗力下降，细菌很容易繁殖。白带增多时要注意使用卫生巾等来保持洁净。但是，白带具有防止细菌进入阴道的作用，如果过度清洁，就会把对人体有益的细菌杀死。当感觉不适时，可以用温水适当清洗。同时，要选择透气性良好的内裤。

心悸、气喘

心悸了也不要慌，深呼吸一下

当走路、上下楼梯时，会感觉气喘、心跳加快，这是怀孕带来的心悸、气喘。

怀孕之后，孕妇体重会上升、全身血液量增加，而这会给负责血液循环的心脏增加负担。孕妇的子宫逐渐变大，会向上挤压横膈膜，压迫肺部和心脏，使孕妇感到呼吸不畅。当感到心悸、气喘时，不要惊慌，慢慢深呼吸。不要勉强自己，试着坐下来或躺下来休息一下。稍做休息后，若症状仍持续，则有可能是重度贫血导致的心悸，最好去咨询一下医生。

胯下痛

使用腹带或紧身裤来支撑腹部

进入怀孕中期后，子宫会变大，支撑子宫的韧带也会被拉长，会导致胯下疼痛。此时使用腹带或孕妇用紧身裤来支撑腹部，可以稍微减缓疼痛。除此之外，侧躺着睡并将感觉疼痛的那一侧朝下，会让韧带放松，能稍微减轻疼痛。

到了怀孕后期，胎儿位置会下移，从而压迫骨盆，也会导致胯下疼痛。如果预产期临近，这就是快要分娩的信号。但是如果在第37周之前出现这种现象，则有早产的危险，要及时就医。

口渴

摄取充足水分，促进身体新陈代谢

怀孕时感到口干，是因为身体缺乏水分了。怀孕后，血液比平时增加40%，而且体形变大后容易出汗，此时的身体比平时更需要水分。

有很多人认为，水喝得太多容易产生水肿，这是错误的。多喝盐分低的优质水，反而会促进身体新陈代谢，防止水肿。

怀孕后期

肚子发紧

肚子发紧之后要控制运动量，注意休息

"肚子发紧"是怀孕时特有的现象，不同的人会有不同的感觉，有的人会觉得"腹部被紧紧勒住"，有的人则会觉得"腹部在不停地膨胀"。腹部之所以发紧，是因为神经和肌肉紧张导致了子宫收缩。当大量运动之后感觉疲惫时，或者感觉胎动时，腹部经常会有发紧的感觉。

当感觉腹部发紧时，要坐下来或躺下来休息一下。如果过30分钟左右后肚子发紧的感觉消失了，就没有问题。但如果肚子突然变硬，感觉疼痛，或有出血症状，应立刻就医。如果肚子发紧的现象频繁出现，则一定要控制运动量。

尿频、漏尿

锻炼盆底肌，预防漏尿

子宫变大后会压迫膀胱，孕妇常会产生尿意。在激素的影响下，支撑子宫和膀胱的盆底肌变得松弛是产生尿意的原因之一。如果经常憋尿，可能会引发膀胱炎。所以当有尿意时，不要憋着，要赶紧去上厕所。

此外，经常会有孕妇在打喷嚏或发笑的某个瞬间发生漏尿现象。这是正常的生理现象，不用在意。如果担心，可以使用护垫或卫生巾，同时准备好替换的内裤以备出门时使用。有一些孕妇在产后还有漏尿的情况，为了尽快改善这一情况，需要锻炼盆底肌。就像在排尿途中突然憋住一样，让自己的阴道用力收缩，这种运动从怀孕期间就要开始做。

脚抽筋

给脚部保暖或做按摩可以促进血液循环

有很多孕妇晚上会因为脚抽筋而休息不好。脚之所以会抽筋是因为怀孕之后体重增加，脚的负担变重。子宫变大后会压迫血管，同时运动不足和身体发冷导致的血液循环不畅也会引起抽筋。另外，钙和镁不足也有可能会导致抽筋，因为钙是使肌肉正常运动的元素，而镁则是促进钙吸收的元素。

当脚抽筋时，可以盖上被子给脚部保暖，并将脚尖向胸前方向拉伸，这样做可以化解疼痛。

为了预防抽筋，孕妇可以通过泡澡和做伸展运动促进脚部血液循环，或者进行适当按摩缓解疲劳，再或者使用腹带来减轻脚部负担。此外，还可以多吃乳制品、鱼贝类和大豆等，来增加钙和镁的摄入。

失眠

听喜欢的音乐有助于放松身心

分娩临近时，很多孕妇会失眠。除了肚子变大使得睡觉时不舒服外，对于分娩的紧张和不安也是导致失眠的原因。另外，失眠和激素失衡也有关系。怀孕初期孕酮大量分泌可以促进睡眠，而怀孕后期雌激素大量分泌则会让睡眠变浅。这是为了生产和产后育儿，身体发生的本能的变化。

睡不着的时候不用强迫自己睡着。此时可以听听喜欢的音乐，让自己放松下来。睡觉时最好使用西姆斯姿势（P46），这样可以减轻腹部的负担，不那么吃力。白天可以散散步、与朋友聊聊天，让生活张弛有度，这是保持良好睡眠的关键。

手部发麻

怀孕中的浮肿会压迫手指运动神经

有些孕妇会感觉手指运动困难、手指发麻。其主要原因是怀孕中的浮肿压迫了手指运动神经，医学上称之为"腕管综合征"。其主要特征是从拇指到无名指的4根手指活动困难。晃动手腕或不断张合手指可以缓解这一症状。

预防该症状需要少摄入盐分，因为盐分是引发浮肿的原因之一。另外，为了使血液循环顺畅，给手脚保暖、不让身体变冷是很重要的。当手部疼痛和麻痹严重时，应及时就医。

耻骨疼痛

耻骨疼痛是分娩临近的信号

耻骨连接左右骨盆。随着胎儿变大，骨盆逐渐打开，与此同时，骨盆与耻骨的结合部位也逐渐变宽。怀孕后雌激素分泌增多，由于雌激素具有舒缓韧带和关节的作用，而此时的骨盆和耻骨打开的幅度变得更大，这使得胎儿逐渐向下移动，从而让耻骨的负担加重，产生疼痛。

耻骨疼痛在产后会自然消失。耻骨疼痛是分娩临近的信号，此时要尽量使身体保持轻松的姿势，好好休息度过这一时期。此时孕妇不要勉强做运动，走路时要小步走，以减轻疼痛。穿上腹带或孕妇专用紧身衣可以减轻耻骨的负担。当耻骨不那么疼痛的时候，可以做一些活动腰部的运动。

手脚浮肿

为预防浮肿，要控制盐分的摄入，促进血液循环

很多孕妇会出现手脚浮肿的症状。浮肿是体内水分积聚造成的肿胀现象，也叫水肿。当按压手脚皮肤时，皮肤很难反弹回来，那就说明发生浮肿了。浮肿严重时可能会引发妊娠期高血压，所以一定要注意。

产生浮肿是由于在怀孕时为了给胎儿输送营养，孕妇体内的血容量增加，使得血容量与水分的比例失衡造成的。除此之外，子宫压迫血管、运动不足和身体发冷导致的血液循环缓慢也是浮肿产生的原因之一。

当出现浮肿后，可以进行适度运动，给手脚做按摩或泡泡澡，让血液循环顺畅起来。睡觉时把脚抬高，穿上有弹性的长筒袜也可以减轻浮肿。另外，要注意日常饮食，不要摄入过多盐分。

静脉曲张

按摩足部、多做运动，让血液循环更顺畅

怀孕后期，腿肚子、膝盖后面及大腿等部位的血管会显现出来，并渐渐凸起，这就是静脉曲张。变大的子宫会压迫大静脉，使得血流不畅，下半身的血液无法回流至心脏，造成血液积聚、血管膨胀，产生静脉曲张。

虽然分娩之后静脉曲张会自动消失，但是脚会感觉又重又累，有时还会伴随疼痛，所以应尽量提前预防。最好的预防方法是使足部血液循环顺畅，应注意足部保暖，进行足部按摩。另外，睡觉时穿有弹性的长筒袜，并把脚抬高也有预防静脉曲张的效果。准妈妈们平时要避免长时间站立，宜开展适度运动以锻炼脚部肌肉力量。

肚脐凸出

孕期凸出的肚脐在产后会自动恢复，所以无须担心

怀孕后期，肚子会变得很大，肚脐自然会凸出。有不少准妈妈对此非常介意，其实不用担心，分娩之后凸出的肚脐基本都会恢复原样。

若产后肚脐恢复不了原样，有可能是患了"脐疝"。如果不疼，保持原状即可。如果对美观问题非常介意，可以去整形外科接受手术治疗。但是，如果肚脐感觉疼痛，就要注意了，有可能腹膜已经穿孔，产生腹壁疝了。这时需要咨询医生，进行手术治疗。

让人担心的不适症状

孕期中的风险是什么

在怀孕过程中，可能会出现流产、早产、妊娠高血压和妊娠糖尿病等问题。所以，准妈妈们要掌握正确的知识，管理自己的身体

流产

怀孕过程中流产的发生率为10%~15%

在妊娠28周之前，胎儿脱离母体是很难存活的。如果28周之前胎儿脱离母体、妊娠结束，就称为"流产"。

流产中约有80%是在怀孕未满12周的早期阶段发生的，其产生原因多为胎儿自身染色体发生了异常。也就是说，怀孕初期，由于妈妈工作或运动等原因导致流产的情况并不多。

但是过了12周，由于母体的原因导致流产的情况会增多。其原因多种多样，比如子宫口疏松、子宫炎症、子宫畸形、子宫肌瘤、子宫颈锥形切除术后的影响，以及结缔组织病等引起的自我免疫性疾病等。

流产分为没有自觉症状的"稽留流产"和从出血开始的"难免流产"。稽留流产指的是胎儿已经死亡，但没有出现出血、腹痛等症状，经诊断检查才确认流产。而难免流产则会有自觉症状，如果发现出血或腹痛，应该立即就医。

如果流产超过3次，则有可能是"习惯性流产"或"不育症"。究其原因，可能是父母染色体异常、免疫类型不符或母体有宿疾等。在这些情况下需要查明原因，及早治疗。

诊断为先兆流产后，要安心休养

一般情况下，流产就意味着孕期结束了。但先兆流产指的是胎儿还在子宫内但流产的风险较高。

先兆流产主要的症状是出血及下腹疼痛。

对于未满12周时的先兆流产，目前还没有有效的治疗药物，只能对孕妇和胎儿的情况进行观察。如果确认胎儿还有胎心搏动，基本可以放心。如果出现先兆流产的孕妇其子宫内有血块，最好立即安心静养，听从医生指示。

怀孕12周后出现先兆流产，流产的风险会稍高一些。除了洗澡、吃饭、做一些力所能及的小事外，尽量多躺下来静养。如果下腹部频繁出现紧绷感，则需要住院静养。

流产的分类

稽留流产

指未出现腹痛、出血等自觉症状，但胚胎或胎儿已经死亡却仍留在子宫内。

难免流产

指流产不可避免，出血及下腹疼痛加剧，子宫口已张开，有时可见胚胎组织塞于宫颈口内。

不全流产

指妊娠物未完全排出母体，一部分仍在宫腔内或嵌顿于宫颈口，仍见持续性出血。

完全流产

妊娠物已完全排出母体，停止出血，腹痛消失。

当出现出血、腹痛时一定要及早就医

当出现出血、下腹部疼痛时，需要立即就医。医院会用超声检测胎儿有无心搏，此外内诊时还会检查孕妇的出血情况，确认子宫口是否打开。如果有炎症，还会进行白带检查。

如果不幸被确认为流产，通常情况下需要进行手术，将胎儿和胎盘组织取出。出血症状经过1周左右就会消失，过1~2个月，月经也会恢复正常。月经再来2~3次，并且身体恢复良好，就可以为下一次怀孕做准备了。

子宫颈管无力症

子宫口非正常打开

子宫口分为内子宫口（胎儿所处的子宫的出口）和外子宫口（与阴道相连的较细部分），两者中间的部分称为子宫颈管（简称子宫颈）。子宫颈管通常长4cm，在怀孕时它会闭合以支撑子宫，而在分娩时它会打开成为产道，极富柔软性。

但是有时候，在子宫口不该打开的时候，且没有腹部紧绷、阵痛等症状出现的情况下，子宫口也会打开，这就是子宫颈管无力症。它会导致流产及早产。

子宫颈管无力症和怀孕初期的自然流产及后期的早产不同，它是一种与个人体质有关的疾病。除了子宫颈管组织脆弱外，子宫颈管受到感染也会引起子宫颈管无力症。

虽然可以通过内诊和阴道超声诊断出子宫颈管是否打开，但这种病的发病几乎没有先兆，很难对其进行预防，大多数情况下是患病之后才发现的。如果上一胎是因为子宫颈管无力症而导致了流产或早产，可以在怀孕12～16周时接受子宫颈管环扎手术，用特殊的带子将子宫颈管绑住。有很多孕妇接受过这个手术，所以无需过度担心。

怀孕12周后预防流产的注意事项

避免过度劳累和睡眠不足

注意身体，不要长时间站立工作，不要过度整理家务，不要因工作而减少睡眠时间。

注意全身尤其是腹部的保暖

冬天要注意全身保暖，夏天也要小心空调，不要着凉。平时身边要常备腹带和袜子。

不要有压力

当感觉不安、有烦心事时，要和家人、朋友及医生商量，尽早解决。丢掉压力，保持轻松的心情是最重要的。

不要进行激烈运动

除了不要进行过多的运动外，旅行和路程较长的外出也要注意。如果判断不清，可以向医生咨询。

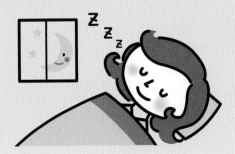

异位妊娠（宫外孕）

受精卵在子宫以外的地方着床的异常怀孕现象

正常情况下受精卵会在子宫内膜上着床，但如果受精卵在输卵管、卵巢甚至在子宫颈等子宫内膜以外的地方着床，就称为异位妊娠，一般也称宫外孕。

实际上，异位妊娠也是怀孕，所以尿液及试纸检测的结果也为阳性。它的自觉症状和正常情况下的怀孕几乎没有区别，也会有孕吐反应出现。如果多次都是异位妊娠，就需要注意了。

正常怀孕情况下，通过超声检查可以在子宫内看到胎囊，并且可以确认有胎芽和胎心。但是异位妊娠在子宫内就看不到这些。在确定怀孕周数的情况下，通过检测hCG（绒毛膜促性腺激素）的水平可以确认子宫内有无胎囊。若激素水平高，可以通过阴道超声来检测子宫外有无胎囊。

异位妊娠有九成都是在输卵管部分着床

在异位妊娠中，受精卵着床在输卵管上的例子特别多。

孕妇之前接受过开腹手术或刮宫手术，或有过衣原体感染等，都容易造成输卵管粘连和堵塞，而这些正是受精卵在输卵管着床的原因。

如果受精卵在输卵管上着床，在怀孕5～6周时会有少量出血、下腹疼痛等症状。随着胎囊变大、输卵管中容纳不下时，就会导致流产及输卵管破裂。这种情况下，会产生剧痛，并伴随大量出血，非常危险。这时会根据状况对破裂部分进行切除或者修补。

即使手术切除了一边的输卵管，只要另一边的输卵管是正常的，还是有可能再次怀孕的。

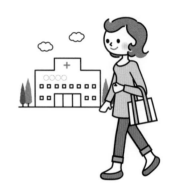

异位妊娠的位置

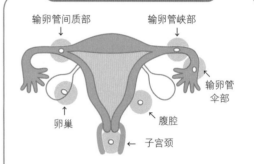

输卵管间质部　　　输卵管峡部

输卵管伞部

卵巢　　　腹腔

子宫颈

异位妊娠中90%以上是受精卵着床在输卵管上。如果不对其进行适当处理，会导致流产和输卵管破裂，非常危险。

如何及早发现异位妊娠

- 若使用怀孕试纸检测的结果为阳性，要及早去医院确诊。

- 确认怀孕后如果有出血和下腹部疼痛等情况，不管轻重都要及时就医，查清原因。

胞状畸胎（葡萄胎）

形成胎盘的绒毛组织在子宫内异常繁殖

胎囊中本来应该有胎儿，但是作为胎盘基础的绒毛组织却在其中异常繁殖，并充满子宫内部，这就是胞状畸胎。其原因是受精卵的染色体发生异常。

形成胞状畸胎后，胎儿可能会消失，也可能会残留一部分。

怀孕初期无法确认胎囊时，会使用超声进行检查，同时对尿液中hCG的含量进行测定，由此进行诊断。

如果诊断为胞状畸胎，要尽早进行刮宫手术，将子宫内的物质去除。这样做也是为了防止胞状畸胎向绒毛癌恶化。绒毛癌一般发生在胞状畸胎形成的半年至两年后，但也有胞状畸胎和绒毛癌并发的例子，因此一定要注意。

刮宫手术后要定期复查，直到hCG恢复正常。再经过半年就可以再怀孕了，而且基本上不会再出现胞状畸胎。

妊娠剧吐

严重持续地恶心、呕吐，并引起脱水、酮症甚至酸中毒

很多准妈妈在怀孕初期都会有孕吐反应，若孕吐很严重，并随着孕吐产生了一系列严重的消化系统疾病，就称为妊娠剧吐。怀孕孕吐从怀孕5～6周开始，7～11周到达峰值，12～17周逐渐缓解。

其代表性症状有呕吐、厌食、喜好改变、犯困、积食、便秘、腹泻、头痛、唾液分泌过多等。但如果体重急剧下降，一

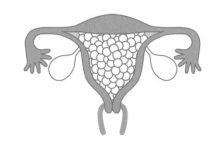

胞状畸胎的状态

本是胎盘基础的绒毛组织不断繁殖，充满子宫。此时需分两次将子宫内的物质去除，之后还需做定期检查。

周会瘦2~3kg，而且一天吐十多回，连水也喝不下，就要注意了。此外，如果上厕所的次数明显减少，身体可能是出现了脱水症状。此时母子可能都处在非常危险的状态，应尽早就医。就医时不要只是含糊地说自己孕吐很严重，要具体说明呕吐次数和尿量等，这样才更容易诊断病情。

妊娠剧吐通过门诊可以治疗，但如果妊娠剧吐还涉及精神因素，这时最好是入院治疗。医院会给孕妇静脉滴注生理盐水、葡萄糖、氨基酸液等，以帮助孕妇补充水分和营养。

这时候需要去医院

- 恶心、呕吐严重，无法吃饭。
- 上厕所的次数减少。
- 水也喝不了。
- 体重急剧减轻（一周2～3kg）。

妊娠期高血压

很可能给准妈妈和胎儿造成危险

怀孕会给身体带来极大负担，有时身体无法适应，由此引发的疾病之一就是妊娠期高血压。这部分患者从怀孕20周到分娩后的12周内会出现高血压，有时是高血压和蛋白尿同时出现。

如果怀孕中期就患上了高血压，之后会有加重的可能。患上妊娠期高血压会使胎盘血流不畅，对胎儿的氧气和营养供应会不足。此外，还可能会导致孕妇脑出血、子痫、胎盘早期剥离等严重后果。

所以准妈妈在产检时一定要测量血压，如果静息状态下连续2次测量均显示高压≥140mmHg和（或）低压≥90mmHg，则很可能是患上了妊娠期高血压。

产后可以完全治愈，但孕期一定要注意

妊娠期高血压是由于怀孕引起的，怀孕结束就会好起来。也有极少数人会留下后遗症，患上慢性高血压。但基本上产后3个月，大多数孕妇的症状都会得到改善。

虽说如此，但还是得平平安安地结束分娩。当患上高血压时，治疗原则是安心静养，同时改善饮食，控制盐分摄入。病情严重时，需服用相应的药物。

若在家休养但病情没有改善，则需要入院治疗。由于病情会时好时坏，所以在身体恢复正常之前要付出很多努力。

若孕妇身体状况恶化，会给腹中胎儿带来不好的影响。所以根据病情，有时会需要提前分娩。

容易患妊娠期高血压的人

- **肥胖**
  怀孕前超重、BMI指数＞25的人需要注意
- **多胎怀孕**
  双胞胎、三胞胎等多胎妊娠的孕妇负担非常大
- **高龄初胎产妇**
  35岁以上且第一次生孩子的人风险会高一些
- **患有慢性疾病**
  有慢性肾炎、心脏病、高血压、糖尿病等慢性疾病的人需要遵照医生的指示
- **压力大**
  过度劳累和压力巨大是引发妊娠期高血压的重要原因
- **盐分摄入过多**
  盐分摄入过多也会引发高血压和蛋白尿。每天的盐分摄入量应不高于6g

血压标准

轻度 收缩压高于140mmHg、低于160mmHg或舒张压高于90mmHg、低于110mmHg

重度 收缩压高于160mmHg或舒张压高于110mmHg

如何预防

控制盐分
做菜调味要稍微淡一些，控制盐分摄入量，一天不超过6g。

生活有规律
养成早睡早起的习惯，一日三餐的吃饭时间要固定。

定期产检
孕妇的身体非常敏感，要定期去做产检，确认身体有无异常。

控制体重
不要让体重暴增，每天测量体重，保持在合适的范围。

分散压力
用适合自己的方法分散压力，保持好心情。

运动
即使怀孕了也要做适量运动，如孕妇瑜伽、孕妇有氧健身操等。

妊娠期糖尿病

一定要按时产检，早发现，早治疗

胰腺分泌的胰岛素在怀孕时不能完全发挥作用而使血糖值（血液中的葡萄糖量）上升，称为妊娠期糖尿病。虽然在怀孕时胎盘中易使血糖上升的激素较多，但通常都是通过胰腺分泌的胰岛素调节血糖以抑制其上升。如果调节不好，血糖值就会上升，从而导致妊娠期糖尿病。

导致妊娠期糖尿病的原因有肥胖、遗传因素、高龄（35岁以上）、糖代谢异常、有流产或早产史等。

在检查时，要检查尿液中是否有尿糖，当被怀疑有妊娠期糖尿病时，需要检查血液中的血糖值，并在怀孕中期进行糖耐量检查。

为防止妊娠期糖尿病恶化，要早发现、早治疗，并且必须控制血糖值，一定要按时产检。

因为这是怀孕时出现的症状，所以在产后一般是可以消失的。但是，由于日后有容易患糖尿病的倾向，所以生产后需要每天做适量运动，控制体重，并且必须调整生活习惯。

容易患糖尿病的人群

- 近亲中有患糖尿病的人
- 35岁以上的高龄初产妇
- 怀孕之前比较胖的人
- 怀孕之后体重大幅度增加的人
- 经产妇
- 分娩巨大儿（4000g以上）
- 被诊断为糖代谢异常

如何预防妊娠期糖尿病

控制糖分和油脂的摄入

注意不要多食高糖和高脂的食物，尽量多吃一些蔬菜。

不要胖太多

严格控制体重，注意不要多食，要每天量体重。

消除压力

压力过大是造成自主神经和内分泌功能异常的原因之一。请不要有压力，保持好心情。

吃饭定时定量，营养均衡

一定要改正不吃早饭、不规律饮食的习惯。请严格按照时间食用一日三餐。

适度运动

如果怀孕时运动量减少，基础新陈代谢也会有所下降。要坚持完成步行等轻度运动来活动筋骨。

保持食材的原味，做得清淡点

口味比较重的菜肴容易让你吃进更多的米饭，要保持食材的原味，做得清淡一点。

对妈妈和宝宝造成的危险

一旦妈妈患了妊娠期糖尿病，就会对宝宝有影响。例如会分娩出超过4000g的巨大儿。而且，宝宝在妈妈体内也会有一定的概率呈现高血糖状态，会导致细胞受损，在内脏和肺功能还没有发育好的基础上，产后宝宝一脱离胎盘，很容易迅速变成低血糖，有造成宝宝脑损伤的危险。

对妈妈来说，一旦血糖变高，就特别容易引起早产、妊娠期高血压、羊水过多、尿路感染等问题。

为了防止这些危险发生，早期发现并接受降糖治疗是非常重要的。持续治疗会大幅度降低患糖尿病的风险。

早产

感染和并发症是早产的主要原因

妈妈在怀孕28 ~ 37周内分娩称为早产。早产的一个很重要的原因是宫内感染。

另外，也有因为妊娠期高血压、胎盘前置、胎盘早期剥离、胎盘功能不全等使体内的宝宝不得不提前出生而选择人工早产的情况，这种情况称为治疗性早产。另外，子宫收缩、子宫颈短、子宫口打开和患子宫颈管无力症也是早产的原因。

这样的妈妈必须注意

- 双胞胎或三胞胎等多胎妊娠被确诊为胎盘前置的人
- 被诊断为子宫肌瘤的人
- 被确诊为子宫颈管无力症的人和接受子宫颈管环扎手术的人
- 压力过大或疲劳过度的人

肚子每天紧绷10次以上时必须注意

早产一般会有肚子频繁紧绷、出血、破水等征兆。然而到了怀孕末期，所有孕妇都会有肚子发紧的感觉。这是正常的紧绷还是早产的征兆，还需要自己去分辨。

虽然这种感觉因人而异，但是大体标准是如果你的肚子在一天之中有不超过10次的紧绷，是没有问题的，因为这是正常的生理反应。但是，如果这样的紧绷感一天有10次以上，你就必须注意了。为了安全起见，请去医院向医生咨询。

如果有出血，即使量不是生产征兆那么多，你也不能置之不理，否则有可能发生危险。在这种情况下，你应该立刻就医。

另外，如果没有阵痛就破水，宝宝感染细菌的危险性就会升高，多数情况下会早产。如果破水，请立即赶往医院。不要使用公共交通工具，尽量让他人开车并让自己保持横躺姿势。

即使在妈妈体中只能多待一天，妈妈也要努力

满34周但不满37周的婴儿，体重一般会在1500g以上，如果呼吸比较稳定，能较早地与普通宝宝一样进入正常生活。

早产宝宝的产后护理会根据宝宝的大小及状态因人而异。但大多数的宝宝因为体重偏低，一般情况下会在NICU（新生儿加护病房）中进行治疗。只要进行及时正确的治疗，不久之后便能与正常孩子一样发育得很好。

但是，要知道宝宝在妈妈体内的时间越短，越容易发生颅内出血及黄疸等异常情况。即使只能在妈妈体内多待一天，对于早产儿来说也是非常重要的。

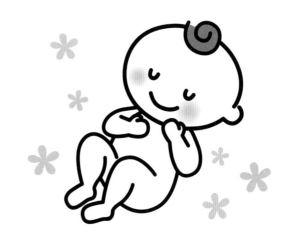

若有早产的迹象，要尽快采取措施

若突然出现肚子强烈发紧和疼痛的感觉，以及出血的情况，或者子宫口打开以及破水的情况，一定要及时去医院，听从医生指示。

这时候，如果子宫口打开，子宫颈变短，就进入了分娩之前的状态。如果放置不管，很可能直接进行分娩。

在医院为了使子宫口不打开，必须要做出相应的处理，要服用抑制子宫收缩的药物，并服用抗生素避免细菌感染。如果由于子宫收缩程度比较轻微而导致子宫口只是稍稍打开，一般来说定期去医院检查即可。但是，如果子宫口打开得较大，就要入院治疗，一般会使用抑制子宫收缩的药物进行静脉滴注。另外，患子宫颈管无力症时，会住院进行子宫颈管环扎手术。

早产的原因，除了患有因感染导致的炎症、子宫颈管无力症、妊娠期高血压等之外，还有多胎妊娠、羊水过多等原因，并且高龄及过度疲劳也是早产的重要因素。

避免过度疲劳和压力积累，不紧不慢、悠然自得地生活

孕妇被确诊为早产时，一般情况下会留院观察。

压力大、过于劳累及身体冰凉都会导致子宫收缩，一定要保证有充足的睡眠时间。

为了预防早产，你可以这样做

- 不要积累压力
- 不要使身体冰凉
- 不要过度劳累，要保证休息
- 不要去人群拥挤的地方，不要拿重物
- 避免长时间站立工作
- 控制体重
- 检查白带

有这种情况时请去医院

- 频繁的下腹部疼痛
- 1天有10次以上的肚子发紧
- 羊水破了
- 出血

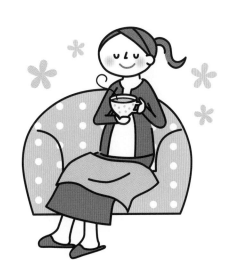

胎盘前置

因为胎盘靠近子宫口，所以宝宝出不来

胎盘是妈妈给宝宝输送血液、氧气和营养的重要桥梁。通常胎盘会附着在子宫内部（子宫底部）。也有直接覆盖在子宫口上的情况，这种情况称为胎盘前置。

胎盘前置会导致宝宝无法从子宫口被分娩出来，因此进行剖宫产是必要的。虽然胎盘前置可以在怀孕初期就被诊断出来，但是随着怀孕时间延长，子宫会变大，胎盘的位置会渐渐上移，到最后也会有顺产的可能。

因为有早产的可能，所以住院期间应注意静养

胎盘前置，相较于初产妇来说，经产妇、有剖宫产及流产经历的人更容易发生。另外，也要考虑吸烟、高龄、多胎妊娠、子宫肌瘤及子宫形状异常等原因。

被诊断为胎盘前置后基本上都需要静养，一定要控制运动量和避免同房。根据医院不同，也会有不同的建议，有的医院会让孕妇在怀孕满32周时就赶紧住院。

胎盘前置的孕妇分娩时大多以剖宫产为原则，通常在怀孕37周时就会采取剖宫产。

低置胎盘

胎盘位置太低，其危险性等同于胎盘前置

相较于正常状态，胎盘在子宫内的位置较低，但是还没有到达子宫口，没有附着在子宫口上。关于这种情况没有明确定义，当胎盘和子宫口的距离在2cm以下时，就称为低置胎盘。

伴随着怀孕过程的进行，胎盘的位置也会渐渐上升，也有在分娩前胎盘位置恢复正常的情况。但是，胎盘位置过低会有分娩时大出血的危险。虽然也有顺产的可能，但一般情况下，都会优先选择剖宫产。

胎盘前置的种类

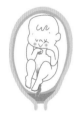

完全性胎盘前置
胎盘完全附着在子宫口的位置。应采用剖宫产。

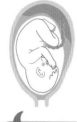

正常胎盘
胎盘在子宫底部。

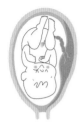

边缘性胎盘前置
胎盘的下边缘在子宫口的位置，如果怀孕过程顺利，有顺产的可能。

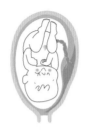

部分性胎盘前置
部分胎盘附着在子宫口的位置。应采用剖宫产。

低置胎盘

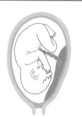

胎盘的位置比较低，但并未到达子宫口。根据情况可能会有和胎盘前置一样的危险性。

胎盘早期剥离

在分娩之前胎盘就剥离了

胎盘会在分娩时从子宫壁上脱落而被排出。但是，会有在分娩之前胎盘就脱落的情况，这种情况称为胎盘早期剥离（简称胎盘早剥）。

胎盘早剥的初期症状与早产很相似，会出现少量出血和肚子紧绷。情况严重时下腹部会感受到剧烈的疼痛，肚子会变得像板子一样硬邦邦的。胎动减弱或消失是重要的信号。一旦出现胎盘早剥就会出血，这时传送给宝宝的氧气及营养会减少，所以妈妈和宝宝都容易陷入危险状态。

一旦出现这样的症状，应争分夺秒地马上叫救护车前往医院。一般情况下都会立即采取剖宫产。

引起胎盘早剥的原因到现在也不是很清楚，但是其中患妊娠期高血压的孕妇比较多。

也有因交通事故、跌倒后撞到肚子等物理刺激引起的案例，因此在遇到突发事故之后，请暂时保持镇静，观察是否出现异常症状是非常重要的。

胎盘功能不全

因为胎盘功能不全会导致宝宝发育不全

宝宝通过胎盘吸收妈妈给予的氧气和营养而生长。但是，如果胎盘功能低下，就会造成低氧、低营养等状况，导致胎儿发育不全且呈假死状态，这种情况称为胎盘功能不全。

胎盘功能不全易导致出生的宝宝体形瘦小细长，皮肤有褶皱且呈剥离状态，还有指甲和毛发等都比较长的症状。如果发现是多血症和低血糖的情况，需要进行治疗。

如果妈妈在孕期就有妊娠期高血压、妊娠期糖尿病、肾炎等并发症，或者是高龄生产且过了预产期也没有分娩，就需要注意是不是胎盘功能低下的情况了。大概在怀孕40～41周时就可以通过超声检查宝宝的状态和心跳来判断，如果有胎盘功能低下的征兆，则需要诱导分娩。

羊水过多或过少

羊水800ml以上为羊水过多，100ml以下为羊水过少

羊水是透明的弱碱性液体，基本都是宝宝的尿液。怀孕20周以后宝宝会饮用自己的尿液然后再排出来，多余的羊水会通过妈妈的身体排泄掉，并借此来调节羊水量。

怀孕后期羊水量通常为500ml，一旦羊水量超过800ml就是羊水过多，此时子宫会变大，妈妈会因子宫压迫而导致呼吸困难，容易引起早产和破水。

相反，如果怀孕后期羊水量少于100ml，就是羊水过少。一旦羊水过少，宝宝就不能在妈妈体内自由活动，并且因脐带受压，妈妈很难把氧气和营养输送给宝宝。

医生根据超声检查结果确定分娩日期

虽然羊水过多很常见，也没有什么特别原因，但有可能是宝宝消化道狭窄或闭锁以及肌肉疾病等，导致宝宝很难饮用妈妈体内的羊水了。另外，母体患糖尿病或感染性疾病也是导致羊水过多的一个原因。

另一方面，如果羊水过少，要考虑是否为胎盘功能不全所致。怀孕中期羊水过少，会导致宝宝肾脏出现问题。

不管是哪种情况，都有必要密切关注其发展进程。

胎膜早破

在分娩之前就破水了，需要立即去医院就诊

在还没有阵痛的时候，若包裹宝宝的羊膜破裂，羊水流出，这种情况称为胎膜早破。

通常在分娩前先会产生阵痛，子宫口全部打开后才会破水。但若为足月生产（怀孕37～41周6天），引起阵痛之前就破水的情况有30%，所以不算特殊情况。

但是，一旦羊水破了，就会对宝宝造成严重的影响，所以必须要立即前往医院。

胎膜早破的主要原因通常是细菌感染导致羊膜变得薄弱。如果白带增加并伴有瘙痒及疼痛，请立即前往医院接受检查。

确认宝宝的情况并做处理

胎膜早破需注意以下四点。

① 早产

怀孕未满37周时，要注意早产的情况。要确保早产的宝宝能被医院照顾好。

② 子宫内部感染

因为羊膜一旦破裂，就会通过子宫颈和阴道与外界接触，就会有感染的可能。

③ 对胎儿的压力

羊水减少，帮助宝宝远离子宫壁的缓冲作用就会减小。尤其在阵痛开始的时候，根据子宫收缩情况，宝宝会受到子宫的直接压迫，体力很快会消耗殆尽。

④ 脐带会露出来

臀位或宝宝体形较小时容易引起这种情况。一旦脐带露到子宫外，就会妨碍血液流通，使宝宝陷入氧气不足的危险，必须立刻进行剖宫产手术。

破水之后

用干净的浴巾垫在下面，并尽快就医

这时，不要忘记带《母子健康档案》。不要步行或乘坐公共交通工具，应该请家人开车或打车去。如果没有能够帮忙的人，可以呼叫救护车。尽量使身体保持横躺的姿势。

一般破水

从开始阵痛到子宫口完全打开之前破水，属于一般破水，不要与胎膜早破相提并论，也没必要过分担心。

新生儿溶血病

Rh溶血病和ABO溶血病

新生儿溶血病就是妈妈体内没有的血液抗体却出现在了宝宝的体内。

大多数初次怀孕的妈妈和宝宝的血液抗体是一样的，但是第二次怀孕的女性，其血液抗体会通过胎盘转移给宝宝，因为会破坏红细胞，所以会导致新生儿贫血或者黄疸。

从溶血病的类型来看，妈妈的血型是O型，宝宝的血型是A型或B型的ABO溶血病，一般情况不严重，且预后良好。而妈妈是Rh（－）型，宝宝是Rh（＋）型的Rh溶血病，情况非常严重，若在血液检查中妈妈没有抗体，则必须在怀孕中期和产后注射球蛋白。

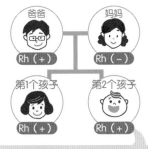

当妈妈是Rh（－）型、第1个宝宝是Rh（＋）型的时候，为防止第2个孩子得溶血病，需要在孕期就注射球蛋白。

别在怀孕时恶化

慢性病的影响

应该如何应对老毛病与怀孕的关系呢？我们在这里详细介绍一下

子宫肌瘤

子宫肌瘤的位置不同，对怀孕的影响也不同

长在子宫肌层和子宫颈部的良性肿瘤称为子宫肌瘤，在 30 ~ 40 岁的女性中较为常见，并且大都没有自觉症状。

子宫肌瘤的位置

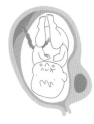

颈部肌瘤

长在子宫口的细小部位（子宫颈部）。一旦肌瘤堵塞了产道，就要进行剖宫产。

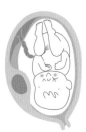

黏膜下肌瘤、肌层内肌瘤

黏膜下肌瘤是在子宫内部凸起来的肌瘤。肌层内肌瘤是在子宫肌层内发生的，也是最常见的。根据大小和部位的不同，处理的方式也不同。

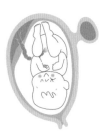

浆膜下肌瘤

是长在子宫外侧的肌瘤。一般没有自觉症状。

根据位置又分为颈部肌瘤、黏膜下肌瘤、肌层内肌瘤、浆膜下肌瘤。

在子宫外部浆膜下的肌瘤对继续受孕没有任何影响。与此相对，在子宫肌层内发育的黏膜下肌瘤和肌层内肌瘤与怀孕有直接的关系，所以要特别注意，在怀孕中期或后期容易早产。颈部肌瘤若大到导致产道堵塞，需要进行剖宫产。

肌瘤是由雌激素诱导产生的。因为怀孕会释放大量雌激素，所以更容易诱发肌瘤。怀孕中期肌瘤会变大，引起疼痛，也有需要住院的情况。1周左右疼痛就会消失。

不管是哪种情况，与没有肌瘤相比，有肌瘤的情况引起危险的概率比较高。因此，要定期接受孕检，并且要十分注意肚子的紧绷感和疼痛感。

子宫内膜异位症

子宫内膜组织长在了子宫腔以外的位置

原本应长在子宫内的子宫内膜组织，生长在了子宫腔以外的位置，称为子宫内膜异位症。

子宫内膜异位所长的位置通常是在卵巢和宫骶韧带处，其他部位也会发生，其表现就和月经一样，会在子宫内膜脱落时出血，并伴随痛经。虽然这是导致不孕的原因之一，但也有患有子宫内膜异位症仍正常怀孕的人。

子宫畸形

子宫的形态异常

子宫的先天变形称为子宫畸形。子宫是在胎儿时期，由两条输卵管形成的器官，若这时融合得不好，便会导致子宫畸形。在所有的女性中，有4%～5%的人有这种情况。

子宫畸形的形态有好多种，如双重子宫、单颈双角子宫、双颈双角子宫、纵隔子宫等。

子宫畸形患者几乎没有什么症状，大多在被确诊为不孕症和习惯性流产时被发现。但是，如果子宫与阴道不通，在青春期月经开始时就会出现下腹疼痛的情况。

在怀孕之后被诊断为子宫畸形的孕妇，根据形状不同会对宝宝产生不同影响，在分娩时子宫收缩也会不顺利，并会感到微微阵痛和胎位异常等情况。在被确诊为习惯性流产的人中，也有因子宫畸形导致的。

说到其他形状的子宫，也有双角子宫怀孕之后流产的情况。另外，纵隔子宫最容易导致不孕症及习惯性流产，需要进行子宫纵隔切除手术加以改善。

因为会有各种危险，所以子宫畸形患者要增加检查的次数，关注怀孕过程。关于分娩，由于子宫的形状不同，所以要确定是采用顺产还是剖宫产。

但是，即使是子宫畸形，也有很多正常怀孕和分娩的情况，所以没必要非得去治疗。

常见的子宫畸形

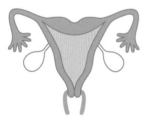

单颈双角子宫
子宫的上部是分开的。

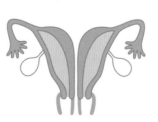

双重子宫
子宫分成左右两个。

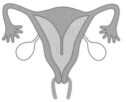

纵隔子宫
子宫内部被分成两个。

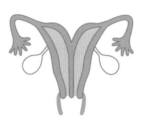

双颈双角子宫
从子宫的上部开始，内部分成两个。

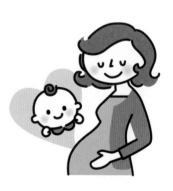

名词解释

习惯性流产

虽然怀孕了，但是反复出现流产、死胎或新生儿夭折等，称为习惯性流产。具体流产几次被称为习惯性流产，目前没有明确规定，但一般连续三次出现流产或死胎，就会被诊断为习惯性流产，一定要查明原因进行治疗。

卵巢肿大（卵巢肿瘤、卵巢囊肿）

随着怀孕的进行，卵巢肿大会在12周时消除

怀孕后被诊断为卵巢肿大时，其中一种情况是肿瘤性卵巢囊肿，另一种是伴随怀孕出现的黄体囊肿。

一旦怀孕，人体的hCG（人绒毛膜促性腺激素）就会大量释放。hCG的作用是营造并维持怀孕环境，有时会过度刺激黄体，使黄体内的水分累积进而形成囊肿。

对于黄体囊肿，由于hCG的作用，囊肿在不断变化，所以在hCG减少的孕12周左右，囊胞会减少，囊肿会消失。如果出现囊肿消失不了的情况，就很有可能是卵巢囊肿或卵巢肿瘤。

但是，黄体囊肿也有可能使卵巢长到7cm以上，此时很有可能引起卵巢根部扭转。一般情况下，如果卵巢的大小超过10cm，是需要进行手术的。

即使做了卵巢囊肿的手术，也不会对怀孕有什么影响

卵巢肿大主要分为卵巢囊肿和卵巢肿瘤。

卵巢囊肿是由卵巢内的液体和脂肪堆积形成的，触感较软。根据其中液体的不同，一般分为黏液性囊肿、浆液性囊肿、皮样囊肿、巧克力囊肿四类，并且90%都是良性的。

如果采用手术将囊肿摘除，并且在怀孕期间比较顺利，那么在分娩的时候顺产也是有可能的。

卵巢肿瘤触感较硬，分为良性的和恶性的。在怀孕中必须要进行手术摘除的肿瘤少于1%，如果不知道是不是恶性的，一般情况下都需要观察一段时间。

卵巢囊肿的主要种类

黏液性囊肿

好发于闭经后的女性，大多是由胶状的白色、黄色或褐色黏液累积形成的。如果置之不理，会变得很大，所以有必要接受治疗。

浆液性囊肿

是目前最常见的类型，由卵巢分泌出来的透明或淡黄色液体堆积形成，约占卵巢囊肿的30%。

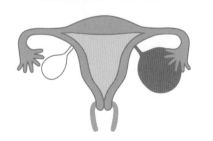

卵巢囊肿

卵巢囊肿是组织液和水分积累造成卵巢肿大的病症。有的会自然消失，有的不会，如果持续变大，则需要进行手术。

皮样囊肿

其内容物一般为皮下脂肪、皮脂、毛发、骨头、软骨等。这些物质堆积的原因尚不明确，也有可能是两侧卵巢形成的。

巧克力囊肿

又名卵巢子宫内膜异位囊肿。每次月经时的血液在卵巢中堆积，就容易形成囊肿。为了防止其自然破裂，需要时刻观察其发展过程。

甲状腺疾病

要定期检测激素值，遵医嘱服药

甲状腺可分泌促进新陈代谢的激素。其过度分泌会导致甲状腺功能亢进，代表性疾病有格雷夫斯病。患这种病的人，在怀孕时，早产和流产的危险性比较高。在怀孕之后保持甲状腺激素的正常水平是非常重要的。

另一方面，如果甲状腺激素分泌不足，容易导致甲状腺功能减退，主要代表性疾病有桥本病。患这种病易导致早产或流产，还会对宝宝的发育产生影响，所以一定要遵医嘱服药。

甲状腺疾病有时是在怀孕时自然发生的，产后会恢复，但也有产后恶化的情况。不过即使吃药，产后也依然可以哺乳。

心脏疾病

怀孕的时候血容量增加，对心脏的负担增大

一旦怀孕，身体内的血液循环量将是正常状况的1.5倍，对心脏的负担会增加，所以即使是身体健康的人，也容易出现心悸和呼吸不畅。

有心脏病的人一定要更加注意。除了有产科和心脏科医生的指导外，一定要注意控制体重和减少盐分的摄入。随着病情的变化，从心脏负担最大的怀孕末期开始建议住院观察。

基本上，有慢性心脏疾病的人，还是能够顺产的，但为了减轻阵痛与用力生产时给心脏造成的负担，经常会利用真空吸引器和产钳助产。但是，如果阵痛给心脏的负担过重，一旦被医生确认为会对母体产生危险时，就要立即采用剖宫产。

肾病

利用食疗与静养减轻肾脏负担

在怀孕过程中，宝宝排出的废物都是由妈妈的肾脏进行处理的。因此，相比于任何时候，怀孕过程中肾脏的负担都更大。原本肾功能不全的人，不能完全处理所有的废物，会造成肾衰竭与尿毒症。

另外，由于肾病的因素，导致早产、流产或宝宝发育迟缓等的发生率变高，因此有严重肾病的人有可能不适于怀孕。这类肾病包括急性肾炎、慢性肾炎、肾病综合征等。

即使能够怀孕，但是由于容易引起妊娠期高血压，因此有必要由产科医生和内科医生一起监督病情。孕期应采用食疗与静养的方式，避免压力积累和过度劳累。

哮喘

和医生商量，服用药物稳定病情

在怀孕过程中，体内激素水平及内环境有较大变化，有哮喘的人，其症状会加重或变轻。但是，如果是严重的哮喘患者，在怀孕过程中比较容易恶化。

虽然药物的副作用可能会给宝宝造成影响，但哮喘发作时的氧气不足也会给宝宝带来不好的影响。因此，一定要好好服用医生开的药，只有这样才能避免病情恶化。

由于催产素对支气管有收缩作用，所以哮喘患者不能使用。如果还有其他病史，请提前告知医生。

过敏体质

饮食无限制，做好饮食均衡

过敏反应的症状是对特定的物质、细菌还有病毒产生抗体，是机体免疫反应过度的一种表现。

过敏原中除了我们吃的东西之外，还有螨虫、灰尘和花粉等。所以要细心打扫房间，一定要将螨虫、灰尘等彻底清除干净。

另外，三大食物过敏原包括鸡蛋、牛奶和大豆，但其实限制食用含有过敏原的食物，并不能预防过敏体质的形成，请不要自行判断并做出极端的行为，为了营养均衡，应该所有的食物都吃一些。

特应性皮炎

怀孕期间特应性皮炎的症状可能会恶化，也可能会以怀孕为契机而发病。请留意做好皮肤的保湿和清洁。

此外，治疗特应性皮炎使用的类固醇激素，不管是外用还是口服都不必担心会对胎儿造成影响，请安心使用。若还是觉得在意，就请在怀孕初期，使用强度最小的类固醇激素，并采用最低剂量，以改善特应性皮炎的症状。

过敏性鼻炎

在怀孕过程中，由于血液量的增加，血管扩张易导致鼻塞。可通过沐浴或用热毛巾在鼻子周围热敷一下，或使用面膜滋润一下以缓解鼻黏膜的肿胀。

虽然抗过敏药在怀孕时可以服用，但之前长期服用的人在怀孕初期还是要控制使用，并与医生进行商量。

花粉症

花粉症也是机体免疫反应的一种。怀孕后，免疫反应的流程可能会发生改变，有人症状会减轻，有人则会恶化。最好在花粉飘散的季节，将清洗的衣物晾在室内，避免花粉沾在衣物上。

花粉症的治疗药物虽然也有孕妇可以服用的，但怀孕初期最好还是尽量避免用药。即使医生开具的是眼药水或滴鼻药等外用药，也必须事先告知医生怀孕的事情。

 在怀孕的时候要避免食用牛奶和鸡蛋吗？

 怀孕期间不摄取含过敏原的食物，与抑制宝宝过敏没有关系。除了妈妈对食物本身有过敏以外，并没有什么饮食上的限制。最重要的是要做好饮食均衡，宝宝才会发育好。

必须注意的感染性疾病

因为在怀孕的时候一旦感染了病毒，就会对宝宝以及今后的孕程造成影响，所以一定要注意预防

 风疹

怀孕未满20周时感染风疹病毒会通过胎盘给宝宝造成影响，所以一定要注意

孕妇应该注意的典型传染病"风疹"是由风疹病毒引起的，是初春到初夏期间容易发生的一种传染病。其症状是发热、全身出疹、淋巴结肿大、关节疼痛等。

若在怀孕20周后被传染，通常不需要过分担心，但如果是在怀孕早期感染，危险程度是相当高的。其中也有即使被传染也没有症状的人，但若是在怀孕16周前被传染，就会通过胎盘传染给宝宝，这是相当危险的。如果宝宝被传染，会有患心脏病、白内障、耳聋、先天性风疹综合征等的危险。

在怀孕时不能接种疫苗，
但家人必须接种疫苗

在怀孕时是不能接种风疹疫苗的。如果准妈妈没有注射过风疹疫苗，尤其是怀孕早期的妈妈，一定要注意避开人群，避免与感染者接触。

不管过去有没有传染史，只要接种过疫苗就会有抗体，所以没必要担心。但是，也有抗体减弱的可能，所以只有检查确认有无抗体之后才能放心。

为了避免被传染，除了准妈妈本身要预防外，家人也要配合，没有风疹抗体的家人最好去注射风疹疫苗。

另外，在怀孕中被诊断为没有风疹抗体的准妈妈，如果你还想要下一胎，请在产后去注射风疹疫苗。

 乙型肝炎

做好乙型肝炎的预防

乙型肝炎是由乙型肝炎病毒（HBV）引发的一种疾病，肝炎会引起肝硬化、肝癌等。

在怀孕初期的血液检查中，一定要检查是否被传染。如果是阳性，很容易传染给宝宝，这个时候就需要接受体内是否有HBeAg抗原的检查。

乙型肝炎在分娩时会有通过血液传染给宝宝的危险，如果妈妈携带了乙型肝炎病毒，那么孩子一出生就应该立马注射免疫球蛋白，在一个月之后定期打疫苗进行预防。

在产后虽然不需要担心乙肝会通过母乳传染给宝宝，但如果乳头有伤口，就有传染给宝宝的危险，所以，携带乙肝病毒的妈妈哺乳要慎重。

 梅毒

因为胎儿也会感染，所以早发现、早治疗至关重要

梅毒是由传染性比较强的梅毒螺旋体引起的传染病。

病原菌会从皮肤或黏膜的伤口处侵入，并且经血液扩散到全身。初期感染部位会有硬块出现，不会有疼痛之类的感觉，不过会有全身出疹、发热及出现扁平湿疣的症状。

一般情况下，在怀孕早期要通过血液

检查是否患有这种疾病，早期发现早期治疗是没有问题的。

但是，如果妈妈是怀孕中期以后感染了梅毒，且没有进行治疗，宝宝的感染率则高达40%～70%。另外，梅毒也是早产、流产、胎死腹中的原因之一。

如果宝宝在胎儿期受到感染，容易引起骨膜炎和骨髓炎，还会对眼睛、牙齿和耳朵有严重的影响。所以，被确诊为梅毒的孕妇应该立即使用抗生素，接受紧急治疗。

经口 弓形虫

来自猫粪或生肉的感染，做园艺时也要注意

弓形虫是以猫为终末宿主的一种寄生虫。人和其他哺乳动物能够作为它的中间宿主被感染并扩散。人类可能会通过食用生火腿和牛排，以及接触猫粪或混有猫粪的土壤等感染弓形虫。

不管是在怀孕中还是在即将怀孕时，初次感染弓形虫的准妈妈会有传染给宝宝的危险。这是引起流产和早产的主要原因，而且会造成宝宝的眼睛及血常规异常。所以对孕妇在早期进行抗生素治疗是很有必要的。

为了预防感染，孕妇在处理猫粪时一定要戴手套，吃蔬菜前一定要好好清洗，不要吃生肉，在做园艺时也一定要戴手套等。

如果在怀孕之前就被感染过弓形虫，因为你的体内有了抗体，所以就没有什么问题了。

亲密接触 巨细胞病毒

怀孕时若为初次感染，会对宝宝有影响

巨细胞病毒会通过尿液、唾液、阴道分泌物、精液、血液感染。而在感染后几乎没有症状，无须特别治疗也能痊愈。

怀孕期间初次感染的妈妈也会传染给

宝宝，使得宝宝出生之后可能会有听力障碍与脑部受损的问题。产检时若宝宝的实际孕周明显偏小，则有可能患上了这种疾病。如果要给宝宝做治疗，就要等到宝宝出生后了。

亲密接触 AIDS（获得性免疫缺陷综合征，艾滋病）

孕检的时候能够发现HIV病毒感染

AIDS是感染了HIV（人体免疫缺陷病毒）而引发的一种疾病，可通过精液、阴道分泌物和血液接触传染。在怀孕3个月左右时，都会进行AIDS筛查。

如果检查出患有这种疾病，一般情况下放弃宝宝的人比较多，但是如果在怀孕初期发现，可以采用准确的处理方法使对宝宝的感染率降至1%，最终也可以顺利分娩。

具体的处理方法为在怀孕14周以后服用抗HIV药物，分娩方式采用剖宫产，并且不进行母乳喂养。另外，在宝宝出生后6周内，服用抗HIV糖浆。因为目前还不确定怀孕中妈妈服用抗HIV药物对宝宝的影响，所以应该定期带宝宝去儿科进行检查。

空气飞沫 流感病毒

因为怀孕时容易被感染，所以要想一个万全的处理方法

流感病毒不会通过母婴传播，但根据妈妈的流感严重程度可能会对宝宝造成一定影响。一旦出现39℃的紧急高热、关节炎、头痛等症状，需要立刻就诊。

因为流感病毒预防接种的不是活疫苗，所以没有严重的副作用，对胎儿也没有影响。但是妈妈若有过敏史，是不能接种疫苗的，所以要和主治医生好好商量。准妈妈外出要戴口罩，回到家中要洗手，并且要注意保持室内通风以预防感染。

水痘

怀孕之后不能接种疫苗，所以要谨防感染

因感染水痘－带状疱疹病毒而患病，可由于接触水疱脓水和空气而被感染，导致全身都会出疹，并且在发病2～3天后这些疹子会变成水疱，也会有38℃以上高热的情况。

由于水痘预防接种的是活疫苗，在怀孕时不能接种，所以准妈妈要避开人群，尽量待在一个不易被感染的环境中。

约有95%的准妈妈在小时候被感染过，所以体内有抗体，但是一旦怀孕中受到感染，病情很容易变得严重，而且可能会引起肺炎等并发症。

如果宝宝在胎儿期被感染且发病，不仅会造成眼睛和脑部异常，还会留下疤痕。根据怀孕的情况及症状，可以服用药物进行治疗。

另外，准妈妈若在生产前一刻被感染且发病，会给自己带来危险，所以一定要高度重视并进行治疗。

 带状疱疹

怀孕时免疫力下降，所以很容易患带状疱疹

和水痘一样，也是由水痘－带状疱疹病毒引起的。大多数人都会从胸前到背后长出疹子。即使以前感染的水痘治好了，病毒也还会在体内处于沉睡状态，在体力和免疫力下降时会被再次激活，出现带状疱疹和疼痛的表现。

因为怀孕时身体的免疫力会下降，所以怀孕时比较容易患上带状疱疹。

带状疱疹本身对胎儿的健康没有影响，但是只要出现症状，就要尽早服药进行治疗。如果是过去没有感染过水痘的人感染了带状疱疹，会出现水痘的症状，而不是带状疱疹的症状。

 麻疹

传染性非常强，有造成早产或流产的危险

因其传染性非常强，所以若身边有受到感染的人，请在其发病5天内不要靠近。一旦被感染，在数日内就会发热、浑身无力，并且全身出现红色的疹子。如果是成年人被感染，一般情况下都会比较严重，所以一定要注意怀孕中不要被感染。

怀孕时若被感染，会有早产和流产的危险，所以要住院治疗以防病情恶化。但是由于没有特效药，只能静养休息等待痊愈。

虽然麻疹对胎儿没有影响，但是如果妈妈在临近分娩时被感染，在分娩时就有可能传染给宝宝。可以使用抑制子宫收缩的药物，尽量在发病7日之后再分娩。

由于预防麻疹要接种的是活疫苗，所以在怀孕时不能接种。

空气飞沫 流行性腮腺炎

对胎儿几乎没有什么影响，但是一旦感染，应立即治疗

流行性腮腺炎是腮腺炎病毒侵入腮腺内的唾液腺而引发病的一种疾病，潜伏期为2～3周。其症状开始时为发热、全身无力，数日之后就会感到腮腺肿痛，一般来说再过数日症状就会有所改善。

因为没有特效药，所以只能静养休息等待痊愈。

虽然说流行性腮腺炎的传染性比较弱，但是若是在怀孕初期被感染，造成流产的可能性仍比较高。目前没有数据显示妈妈感染腮腺炎病毒会造成宝宝先天性发育异常。

如果在临近生产时妈妈被感染，容易造成宝宝呼吸器官受损，所以一定要注意。

另外，因为预防流行性腮腺炎要接种的是活疫苗，所以在怀孕时不能接种。

念珠菌阴道炎

在怀孕中特别容易感染阴道炎，
必须在分娩之前接受治疗

感染白色念珠菌是造成念珠菌阴道炎的原因，它是存在于人的口腔和皮肤中的一种真菌（细菌的一种）。在过度疲劳或身体不适时，会引起阴道内细菌繁殖引发炎症。其症状为有强烈的瘙痒感，并且会有像浓稠乳酪一样的白带。

怀孕时，阴道环境会从酸性变成碱性，白带增加也会促进念珠菌的繁殖。如果使用抗真菌药进行治疗，在数日至一周内就能使症状缓解。

如果念珠菌繁殖过多，在分娩时就有通过阴道传染给宝宝的危险。被感染的宝宝舌头上会有白色的细菌（鹅口疮）以及皮肤炎症等症状，必须接受治疗。

 生殖器疱疹

免疫力低时容易复发，生产前请好好治疗

生殖器疱疹是单纯由疱疹病毒感染而引发的疾病。生殖器及肛门的表皮会出现溃疡。若为初次感染，多数会伴随着强烈的疼痛感。生殖器疱疹主要通过性接触传播。

若感染了生殖器疱疹，到生产前都没治疗，宝宝经过产道时也会被感染，可能会引发脑膜炎或导致其他器官受损，致死率很高，是非常危险的疾病。如果在分娩时还没有治好，一定要进行剖宫产，避免通过母婴传播。

 淋病

准妈妈若感染淋病，顺产后的宝宝可能会得新生儿结膜炎

淋病是由淋菌引起的泌尿生殖系统化脓性感染。淋病主要通过性接触传播，间接传播比例很小。女性感染淋病后的症状主要有阴道脓性分泌物增多，外阴瘙痒或灼热，偶有下腹痛等表现。妊娠期感染淋病会对宝宝有影响。分娩时，胎儿经过未治疗产妇的软产道时会被感染淋病，易导致新生儿淋菌性结膜炎，甚至出现败血症，导致新生儿死亡率升高。因此在生产前一定要治愈。

尖锐湿疣

菜花状的疣，以局部物理治疗或用手术切除

尖锐湿疣是由人乳头瘤病毒感染引起的疣状增生病变。形状像菜花一般，小小的疣，生长在外阴部、子宫颈、肛门等部位。疣的颜色有白色、粉红色等。

孕妇患尖锐湿疣，有母婴传播的危险。宫内感染较为罕见。少数情况下可导致婴幼儿患上呼吸道乳头状瘤。

滴虫性阴道炎

怀孕中，阴道自净作用减弱，应该好好治疗

是由于阴道内毛滴虫感染而引起的阴道炎症。即使是健康的女性，滴虫也会寄生在膀胱和阴道中。虽然说在感染时没有任何症状，但是在身体的免疫力下降及阴道自净能力降低时容易发病。

一旦感染，就会发现有黄绿色的分泌物，并出现伴有异味的脓状白带。另外，也会伴有外阴部的疼痛和瘙痒。如果情况严重，还会有排尿痛，并且在走路和洗澡时也会感到疼痛。

在怀孕时，免疫力下降，容易引发滴虫性阴道炎，但不会传染给胎儿，对胎儿没有影响。

但是，如果炎症比较严重，容易引起早产或流产，所以一经发现，应立即接受治疗。一周左右时间可以痊愈。

担心对胎儿的影响

正确的用药观念

怀孕期间还是会有不得不服用药物的时候，只要持有正确的观念，就能安心使用药物

在怀孕4~7周时尤其要注意

"因为没有意识到怀孕而服了药"或"在怀孕时医生开了处方药，但是由于担心对宝宝有影响而没有服用"等对药物不放心的妈妈比较多。服用药物对宝宝的影响在不同阶段、根据不同的服用方式是不一样的。

最应该担心的就是在怀孕4～7周的时候。宝宝的内脏器官在这一时期开始形成，此时服用药物容易对宝宝的器官功能造成损伤或导致发育畸形。在这一时期，自己都没有注意到是否怀孕的准妈妈比较多。把最后一次月经的第一天作为怀孕起始，一定要好好计算服用药物时是怀孕几周。

在怀孕未满4周时，由于胎儿的器官还未开始形成，所以受到所服药物的影响，会使受精卵不能够着床，直接流产。

怀孕8周以后，虽然药物对胎儿器官形成的影响变小，但还是会对其发育有影响。所以请在医生的指导下服用药物。

一些必要的处方药不要犹豫，可以服用

在胎儿器官形成时期服用药物并不都会对宝宝有影响，所以在怀孕时服用药物并不是都会带来危险。要听取医生的意见，遵照医生的处方。

在怀孕时，免疫力会下降，会比往常更容易生病。但绝不要责备自己，要与医生好好商量，遵照医生的处方用药。

用药时的注意事项

① 根据医嘱用药	基本上都应使用处方药。若要服用药店售卖的药品，请先与医生商量。
② 即使是在怀孕中，也要好好服用必需的药物	为了治病和改善症状等，必须服用处方药时，不要过分担心。
③ 严格按照剂量、次数与时间服药	严格按照规定用药，令药物发挥疗效才是最好的。
④ 只服用自己的处方药	虽然看起来是相同的症状，但其实可能是不同的病情。因此怀孕期间只能服用医生给自己开的药。
⑤ 正确理解医生的说明，安心用药	用药都会存在一定的风险，请认真了解用药的必要性，安心用药。

非处方药 服用须知

感冒药

感冒药可能会引起宝宝的肾功能受损和心脏病，是孕期应该避免服用的。即使是比较轻的症状，也不要乱服药，要服用医生开具的处方药进行治疗。

肠胃药

虽然说只要遵照基本用法和用量服用就不会有任何问题，但是在怀孕期和哺乳期还是要避免服用粉状药剂。如果可以，请根据医生的处方服药。

中药

中药也必须要慎重使用。因为一些中药成分会间接影响子宫的收缩，因此即使是常用中药，也一定要和医生商量之后再服用。

便秘药

要尽量避免没有与医生商量就服用非处方便秘药物。便秘药中若含有决明子和大黄等刺激性的成分，会引起子宫收缩，一定要注意。

预防接种不可以？

根据疫苗类型不同，有些在怀孕期间可以接种，有些则不行。最重要的是事先与医生沟通。接种疫苗时，若为流感疫苗，是建议孕妇接种的。但疫苗之中，有些加入了像是有机汞化合物等防腐剂，虽然这对孕妇与宝宝并不会有影响，但也有些疫苗内没有含这种物质，可以事先跟医院确认，比较放心。

消化药

使用消化药时，一般来说只要是在基本用法和用量范围内就不会有任何问题，但尽量不要吃止泻药。尤其因为感染诺如病毒而服用止泻药的话，会导致病情更加严重。如果出现极为严重的腹泻，请立即就医。

外用药

因为与口服的药物不同，使用外用药时容易大意，如消炎镇痛药、抗生素等，有些也会对宝宝有影响。与医生商量之后再使用吧。

膏药

因为怀孕期间的皮肤变得超级敏感，所以注意不要连续使用。

维生素

基本上每天从食物中摄取的维生素的量就是适宜的。因早孕反应而没法进食时，可以补充维生素片。其用法和用量在适宜范围内，一般是没有问题的，但是因为维生素A和维生素D是脂溶性的，会在体内积累，所以一定要注意摄取量的控制。

营养饮品

怀孕时，为了控制体重，孕妇也会饮用一些不含咖啡因及低热量的饮品。但是要避免连续饮用。当感到疲劳时，可以当作营养补充品补给一些。

眼药水

市面上卖的治疗干眼症和配戴隐形眼镜用的滴眼液中，药用成分比较少，所以对眼睛没有什么影响。但是，如果成分有争议，为了以防万一，一定要提前告知医生。

怀孕期间牙齿的治疗和保健

怀孕期间的口腔问题，应该在怀孕情况稳定的孕中期进行预防和治疗

怀孕期间易引起口腔不适

怀孕期间很容易引起口腔不适。其中一个原因就是孕吐，很多人在孕吐期间觉得刷牙很痛苦。怀孕期间雌激素的分泌量增加，会导致唾液的分泌量减少，这也是引起口腔不适的一大因素。

唾液能清洁口腔，若唾液量减少，则容易引起蛀牙与牙周病。口腔内若呈酸性，就会容易长蛀牙，唾液可以维持口腔中的环境为中性。

怀孕期间也须注意牙周病问题。在怀孕期间增加的激素，会变成牙周病菌的营养，因此容易形成牙周病。

怀孕期间做好牙齿检查，自我保养预防蛀牙

有蛀牙和牙周病的人，应该在分娩之前进行治疗。另外，没有症状的人也应该去牙科进行检查，非常建议进行口腔护理。清洗牙结石，可降低蛀牙和牙周病的发生危险。在怀孕后期，随着肚子渐渐变大，仰面接受治疗是非常痛苦的。因此，在孕中期接受治疗最适宜。

在怀孕时，最重要的保护牙齿的方法就是刷牙。尽量在每餐之后都刷牙，但如果用力过大，容易导致牙龈受伤，所以尽量选用刷毛柔软纤细的牙刷。尽量将牙齿之间的食物残渣清除。

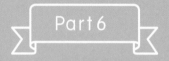

Part 6

终于等到这一刻！
做好生产准备

不知不觉已经进入生产的这一刻！你准备好了吗？
做好准备，用好心情迎接宝宝的到来吧！

分娩的方法与类型

分娩的方法不止一种。一定要结合妈妈的意愿和身体状况来选择合适的分娩方法

分娩主要分为顺产和剖宫产

分娩主要分为顺产和剖宫产两种。顺产就是通过产道分娩宝宝。剖宫产就是通过手术将妈妈的子宫打开把宝宝取出来。

剖宫产是在顺产比较难的情况下采取的分娩方法，有在分娩之前就确定的，也有根据情况在分娩时紧急决定的。

另外，顺产除了常规的自然分娩之外，还有独特的呼吸法和意象训练法、不上产床而根据自己舒适的姿势进行生产的方法、水中分娩以及使用催产素（诱发）分娩的方法，还有用"无痛"麻药缓解疼痛的方法等，分娩方式多种多样。

在怀孕期间，可以自己预想一下要怎样分娩，也可以与家人进行商量，或者在医生的建议下进行选择。

分娩并不是按照自己的想象进行的。在分娩时，会根据胎儿、产道、分娩能力（宫缩、呼吸与用力）等情况确定具体的分娩方法。胎儿的大小和状态、产道的宽度、宫缩和用力的强度等生产因素，都会影响母子健康。这时有可能会采取医疗辅助手段，也可能会转为剖宫产。实施医疗处理并不意味着妈妈或宝宝有生命危险，而是为了使生下的宝宝更健康更安全。此时一定要意志坚定，不要只按照自己的意愿，要首先考虑母子健康，然后再信心满满地面对分娩。

顺产	剖宫产
阴道分娩	**有医疗介入的阴道分娩**
·常规自然分娩	·催产素（诱发）分娩
·自由体位分娩	·无痛分娩
·生产意象训练法分娩	·利用真空吸引器分娩
·独特呼吸法分娩	·利用产钳分娩
·水中分娩	

阴道分娩

为了轻松分娩，请选择适合自己的分娩方式

从阵痛（宫缩）开始，不断用力，将宝宝从阴道分娩出来的方法称为顺产。顺产的孕妇通常会在病房或是阵痛室等待自然阵痛，一旦子宫口全部打开就被转送至产房，在分娩台上仰躺着生产。

但是，同样是顺产，由于分娩的地点、姿势、呼吸方法、医疗处理手段等不同，形式也是多种多样的。根据医院不同，采取的方法也不一样。可以事先了解有什么样的生产方式，再与医生商讨自己希望的生产方式。

自由体位分娩

指的是产妇不局限于只能在分娩台上采用仰躺的姿势生产，而是用最舒服的姿势进行分娩。如趴着、侧躺、将两手和双脚置于床上、坐着、跪着、站立着等，可以选择不同的姿势。你可以选择能够缓解疼痛的姿势、让自己感到轻松的姿势或方便用力的姿势。可以在与医生商量的同时，告知自己希望的分娩方式，以采取自己比较舒适的姿势分娩为宜。

生产意象训练法

生产意象训练法是以怀孕时的想象训练为基础，借由想象的方式，缓解生产时的不安情绪，降低宫缩时的疼痛感。若采用瑜伽的方式，能使全身肌肉得以放松，从而让心情也能跟着放松下来。把阵痛时的"痛"当作将宝宝生出来的一种力量，在怀孕中接受这样的指导训练是非常有效果的。

独特呼吸法（拉梅兹呼吸法）

在了解了从怀孕到分娩这一过程后，借由拉梅兹呼吸法，能使自己在一种放松的状态下分娩。"吸吸呼"是最有效的方法，将所有的注意力都集中在吐气上，然后使身体放松，缓解紧张感和疼痛感。

水中分娩

是在与体温接近的温水浴缸或泳池中分娩的方法。借由泡澡的方式不仅能够消除身体的紧绷感，还能让你在最放松的状态下生产。另外，水的浮力还可以缓解阵痛和腰痛。然而，在水中生产对宝宝有一定的危险。目前可以进行水中分娩的医院有限。

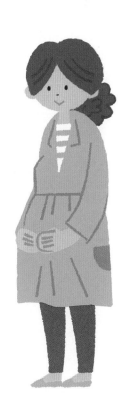

有医疗介入的阴道分娩

催产素（诱发）分娩

是指提前确定分娩日期，使用医疗器具和药物等人工方式催产，进而分娩。

进行催产的理由主要分为两种。一种是医生以医学理由判定为必要情况。如预产期过了一周以上阵痛仍不开始，胎盘功能衰退，会给宝宝的健康带来危害。另外，因妊娠期高血压和妊娠期糖尿病等原因，医生也可能会判定须提前分娩。

另一种是妈妈的个人因素。比如，妈妈希望爸爸陪产，而爸爸能陪产的日子有限；妈妈产假之后还要继续工作，希望能确定育婴日期；等等。

为了在预定日期分娩，通常会使用医疗器具扩大子宫口，给予催产素和软化宫颈的药物。但是，即使这样处理，也仍然有不能顺利在预定日期分娩的情况。

无痛分娩

无痛分娩是通过使用麻醉药减轻生产疼痛的分娩方法。除被诊断为妊娠期高血压的人以外，对体力没有信心、怕痛、对生产的恐惧感强烈、容易变得恐慌的人较多选择这种方法。因减轻痛苦可以使人从恐惧心和紧张感中解脱出来，产道的肌肉也会变得柔软，所以生产的过程也会变得顺利。另外，当出现麻烦须转为紧急剖宫产时，也容易进行手术。

麻醉时，在背部脊髓硬膜外插入细软管，注入麻醉药。麻醉药会让你从腰到脚的感觉变迟钝，很难感到疼痛。但是，产妇意识清醒，能感到子宫的收缩和婴儿通过产道，可以顺着阵痛用力分娩。

确定采用无痛分娩后，有的妈妈会确定分娩日提前住院，使用催产素诱发分娩后再使用麻醉药。也有的妈妈会在自然阵痛开始后住院，在阵痛进入稳定期后注射麻醉药。

要清楚一点，即便是无痛分娩，也不是完全感受不到疼痛。有的人会在注入麻醉药时感到阵痛，痛感的强弱有个体差异。另外，即便希望无痛分娩，但根据分娩时母子的状态而必须停止麻醉药物的注入，不得不转为正常分娩的情况也有。无论何时都要将母体和婴儿的安全放在第一位。而且，为了无痛分娩顺利进行，在适当的时机注入适量的麻醉药需要高超的医术。有时，母体血压下降、阵痛变得微弱等情况会出现，麻醉科医生要时刻警惕。

利用真空吸引器分娩

婴儿到达子宫口附近但是怎么都分娩不出来时，为了母子安全，想要快点将宝宝生出来，可采用真空吸引器辅助分娩。用硅胶制的圆杯吸住婴儿的头，配合妈妈的阵痛将宝宝吸出来。被吸出来的婴儿的头上会留有吸引杯的痕迹，但数日后会自然消失。头的形状变得细长的情况也有，但由于婴儿的头是柔软的，慢慢就变得不那么明显了。对宝宝脑组织等有影响的担心是多余的，请放心。

利用产钳分娩

产钳是一种钳状的金属制器具。希望早点生出婴儿时，用产钳夹住下降到子宫口附近的婴儿的头部，顺着妈妈的阵痛能够辅助分娩。因为这种方法比利用真空吸引器分娩更快，通常会在情况十分紧急时使用。但因技术要求高，使用时对医生的要求也非常高。使用产钳后，会有一点痕迹留在婴儿头上，但数日后会变得不再显眼，所以不要太担心。

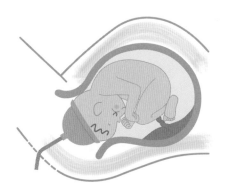

将柔软的圆杯放到婴儿的头上，挤压圆杯使其紧密贴着婴儿头部并将婴儿吸出来。

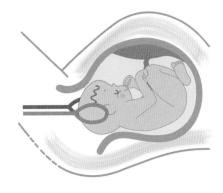

用产钳的前端夹住婴儿的头部，配合妈妈的宫缩辅助娩出宝宝。

麻醉药对婴儿和母体有影响吗？

A 没有

因为麻醉科医生会一边观察母子状况一边调整麻醉剂量，所以对婴儿的影响几乎为零。但是，由此导致子宫收缩变弱、阵痛变微弱等使得母体不能好好用力分娩的情况也是有的。出现该情况时可采用催产素和真空吸引器辅助解决。

剖宫产

有"预定"和"紧急"两种情况

剖宫产是在阴道分娩困难时，通过手术打开腹部，从子宫中直接取出婴儿的分娩方法。观察妈妈和婴儿的状态，怀孕期间经判断确认阴道分娩会有困难时，可以提前决定手术日期，称为"预定剖宫产"。另外，还有阴道分娩的过程中妈妈和婴儿临时出现问题，转为进行紧急手术的"紧急剖宫产"。

近年来，高龄产妇人数逐渐增加，产科的诊断方法和诊断技术不断进步，采用剖宫产分娩的人数逐年上升。但另一方面，希望用自己的力量顺产出宝宝的妈妈也不在少数。不管怎样，实施剖宫产手术是为了确保妈妈和婴儿的安全。怀孕中、生产中的麻烦随时可能发生，防备紧急情况，提前正确认识剖宫产是很重要的。另外，医生判定进行剖宫产手术比较好时，也会对其利弊给予充分说明，以确保得到产妇及其家人的认可。

剖宫产、手术、麻醉……
不安和疑问应在事前消除

剖宫产中使用的麻醉方式有腰椎麻醉和硬膜外麻醉。因为只麻醉下半身，所以妈妈的意识是清醒的，可以听到婴儿的第一声啼哭，也可以在第一时间迎接宝宝的降临。但是，情况紧急时，产妇要全身麻醉的情况也有。有时候需要通过胎盘让婴儿接受麻醉，使其在睡眠状态下出生。但是，只要医生进行适当处理，婴儿马上会

恢复精神，所以不需要担心。

硬膜外麻醉术后可以施加药物以缓解伤口的疼痛。而腰椎麻醉的药效通常在术后2小时左右就会消除，但可以在麻药里混入少量的镇痛药以缓解长时间的疼痛。任何麻醉药的药效消除后，产妇都会有恶心和头痛的情况，但是会逐渐恢复。

若进行剖宫产，第二个孩子要怎样生产会让人很在意。剖宫产有子宫受伤的风险，子宫壁变薄易导致子宫破裂，所以第二个孩子也应选择剖宫产。但是，在理解风险的基础上尝试阴道分娩的情况也有。在决定分娩方式前一定要与医生商量。

医生这样说

进行剖宫产的人中，因不能自然分娩而感到沮丧和内疚的人好像有不少。剖宫产是为了确保妈妈和婴儿的安全做出的决定，同样需要极大的勇气，所以不用有其他的忧虑。

预定剖宫产

身心做好准备，迎接生产

在怀孕期间被判定阴道分娩困难时，会变为预定剖宫产。比如胎盘阻塞子宫口的胎盘前置，严重的妊娠期高血压，胎儿的头比妈妈的骨盆大等情况，宜选择预定剖宫产。因臀位和双胞胎等原因选择剖宫产的情况也有。预定剖宫产的情况下，事前决定分娩日期，提前一天住院进行手术前的检查。提前知道日期，比较容易做好心理准备，有利于从容迎接宝宝的到来。

紧急剖宫产

需紧急手术时，心理准备是很重要的

在阴道生产时，若有以下状况发生，例如产程过长、宝宝无法顺利通过产道、胎盘早期剥离等，都必须紧急转为剖宫产。

选择预定剖宫产的情况

- 多胎怀孕
- 胎位不正
- 以前曾有过剖宫产
- 胎盘前置，低置胎盘
- 胎儿的头比妈妈的骨盆大
- 严重的妊娠期高血压
- 患有慢性病等

转为紧急剖宫产的情况

- 胎儿的心搏数下降
- 胎盘功能减退
- 胎位异常
- 产程迟滞
- 母体的突发情况
- 胎盘早期剥离
- 脐带先露
- 脐带脱出等

剖宫产的切开方式

横切

在子宫和耻骨的中间横向切开。由于横切的疼痛程度较轻、比较不易留下伤疤，因此横切的人数逐年增加。但横切手术时间较长，需经医生判断母婴状况后再决定。

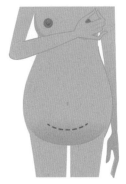

纵切

在肚脐与耻骨中间纵向切开。伤疤虽然比较明显，但优点是较容易把宝宝取出，也能在短时间内完成手术。情况危急时多采用此方法。

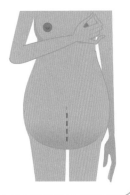

剖宫产手术的流程

● **检查**

进行超声检查、心电图检查、血液检查、过敏原测试、非压力性测试。若为预定剖宫产，提前1天住院进行检查。

● **术前准备**

除了备皮与肚皮消毒以外，也会进行灌肠、导尿等准备。紧急状况发生时，为了能马上进行输血及药物注射，会预先装设输液装置。

● **分娩**

麻醉后，进行剖宫产手术。从剖开子宫到把宝宝取出，需要5～10分钟。除了剪断脐带，还要将胎盘及羊膜取出。

● **缝合和静养**

缝合子宫和腹部伤口。从麻醉到缝合结束约需1小时。术后确认产妇的血压、脉搏有无异常，有无出血异常等情况，然后送入病房休养。

住院期间好好休息，使体力恢复

剖宫产多数采用局部麻醉，所以取出婴儿时妈妈的意识是清醒的，可以听到婴儿的第一声啼哭。完成身长、体重的测量后，婴儿会被放在妈妈旁边。若妈妈的身体状况不错，也可以马上抱婴儿。但是，术后伤口疼痛，加上产后子宫收缩的阵痛，无法恢复体力的妈妈也有。不要无视疼痛，用镇痛药缓解痛苦吧。

手术当天，麻醉药仍会在体内发挥作用，不宜进食。根据医院的规定和妈妈的状态，吃饭、上厕所等是在第2天或2～3天后进行的。

剖宫产的产妇住院时间比自然分娩长，要5～7天，出院后的生活和自然分娩几乎没有区别。如果下次分娩仍打算采用剖宫产，在一年半到两年以后再怀孕比较好。

陪产

陪产是从怀孕期间开始的！

爸爸是否陪产，根据夫妇两个人的意向决定。好好聊一聊"为什么想陪伴""为什么希望陪伴"是很重要的。若什么都不了解，只是为了陪伴而陪伴，反而会让妈妈有负担。决定陪产后，从怀孕期间开始，准爸爸便要陪同产检，参加准爸妈课堂，准爸爸也要加深对于分娩过程的了解。

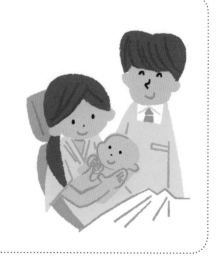

"理想生产"
制订生产计划吧

想象一下怎样迎接宝宝的到来吧。
试着写出怀孕、阵痛、分娩、产后……
自己的希望吧

想要按照自己的意愿生产，首先从选择医院开始

生产计划，即思考自己想进行怎样的生产这件事。想象出理想的生产的样子，可以帮助你积极地面对生产。另外，也可以对生产医院的选择有所启示。

准妈妈此时思考的关键是"场所""生产方式""产后"这三点。比如，"医疗体制万全的医院好""不在分娩台上，想用自由的姿势生产""希望丈夫陪产""最好自然分娩""产后母子同室"等。根据妈妈和婴儿的状态、医院的方针等来选择，虽然可能你的意愿不能全部实现，但是通过和家人及医院商量，明确指出哪些是无论如何也不能让步的，哪些是不得不向现实妥协的，就可以更加安心地迎接生产的到来了。

生产计划的内容示例

选择有母乳哺育指导的医院

婴儿出生后，想马上试试袋鼠式护理法❶

希望由爸爸剪断脐带

分娩费用想控制到大约这么多

在阵痛室想听自己喜欢的音乐

产后马上母子同室

想让丈夫陪产

想无痛分娩

要选择医疗体系完善的医院

想住单间

---

❶袋鼠式护理法：将刚出生的婴儿放到妈妈的胸口，使母子皮肤接触的保育法。

这一天终于到了
从有分娩的迹象到住院生产的流程

正因为不知道生产什么时候开始，把握生产的流程，尽量做到不慌张

发现分娩的迹象后 冷静地做好心理准备

等候初次生产的妈妈，会有很多不安的想法："分娩开始时自己知道吗？""一个人的时候出现阵痛怎么办？"等。分娩的开始和进行虽有个体差异，但若知道大概流程，还是可以冷静地判断和面对的。

分娩的迹象之一为"见红"，即子宫收缩后，包裹婴儿的羊膜和子宫壁互相摩擦，导致羊膜部分剥落。当发现白带呈咖啡色或红色时，就应该做好"可能马上生产"的心理准备。

有时也会出现"假性宫缩"。假性宫缩与宫缩类似，会有一样的疼痛感与紧绷感，但疼痛感不规律，疼痛程度忽强忽弱。这时记录好疼痛的时间和状态，以备不时之需。

准备期和进行期

初期的阵痛是，虽然突然感到强烈的紧绷感，但片刻后疼痛消失。当阵痛变得规律后，开始确认感到疼痛的时间间隔。当间隔变为10分钟时可与医院联系决定是否入院。

生产过程因人而异，阵痛开始前就破水的情况也有。破水是指包裹婴儿的羊膜破裂，羊水流出。这时，细菌可能会进入，有让宝宝感染的风险，所以破水后不要淋浴或泡澡。马上住院，去医院的途中也要尽量躺着。

到医院后通过问诊和内诊、血压测量、超声检查等确认妈妈和婴儿的状况。从进入待产室到真正分娩，初产妇通常会花费9～12小时，经产妇会花费7～8小时。这段时间比较长，阵痛的间隙要尽量放松。这一期间也有人会选择在院内走走、吃饭和洗澡等。

移行期（第1产程）

宫口张开，婴儿慢慢下降，阵痛的疼痛感增强，间隔也越来越短。疼痛来临时，虽然会不由自主地用力、憋气，但其实不要用力才能缓解疼痛。可以请助产士帮你按摩腰部，或者在阵痛来临时按摩肛门，使疼痛缓解。可以盘腿坐、张开腿靠在椅背上坐着、趴着、横躺等，每个人缓解疼痛的姿势不同，可以尝试各种各样的方法度过阵痛期。

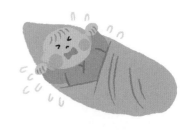

生产的流程

	分娩的迹象	准备期	进行期
大致时间		初产6～10小时／经产2～5小时	初产5～7小时／经产2～4小时
宝宝的样子		为了容易进入妈妈的骨盆，胎儿变为斜躺姿势，蜷缩着手足慢慢到达子宫口	为了顺利通过妈妈的骨盆，胎儿会改变身体的朝向。双臂团在胸前，蜷缩着身体慢慢向下移动
阵痛	有不规则的阵痛和肚子紧绷感	阵痛的间隔 8～10分钟 一次的收缩时间 30秒钟～1分钟	阵痛的间隔 5～6分钟 一次的收缩时间 45秒钟～1分钟
妈妈的状态	●有少量出血（见红） ●感到不规则的肚子紧绷（假性宫缩） ●准备住院物品，联络家人。在阵痛变得规律之前在家等待	●变为间隔大约10分钟的规律阵痛 ●打完电话后，到医院去	●阵痛的强度、阵痛与降痛的进行情况因人而异 ●尽量寻找舒适的姿势缓解疼痛，等待子宫口张开 ●疼痛的位置慢慢从腰部转移到屁股
子宫口	1～2cm	1～3cm	4～7cm
医院的处理	●在电话中询问准妈妈的状态，指示准妈妈前往医院的时间	●问诊 ●测量血压和体温 ●通过内诊确认子宫口的张开状态 ●用胎儿监视装置确认胎儿的心搏和子宫的收缩状态 ●必要时进行备皮等产前处理	●通过胎儿监视装置和内诊确认子宫口的张开状态、胎儿的下降情况、胎儿的心搏、子宫收缩的情况等 ●为准妈妈加油打气，帮助她缓解疼痛

	移行期	娩出期	
大致时间	初产1~3小时/经产30分钟~2小时	初产1~3小时/经产30分钟~1.5小时	
宝宝的样子	宝宝为了朝向妈妈的背部，会慢慢地旋转并下坠。当宝宝的头到达骨盆附近时，子宫口变为全开（10cm）	宝宝会以抬起下巴，头向后仰的姿势转身边进入耻骨，从会阴处露出头部成横向，使肩部和身体一起出来。接着直接将身体转	
阵痛	阵痛的间隔 2~3分钟 一次的收缩时间 1分钟~1分30秒	阵痛的间隔 1~2分钟 一次的收缩时间 1分钟~1分30秒	
妈妈的状态	●阵痛的间隔缩短，疼痛也开始变强 ●通过呼吸法和按摩法缓解疼痛	●移至分娩室 ●破水 ●阵痛的间隔变短，阵痛的感觉变强 ●配合阵痛的时机，听从助产士的指示，憋气并用力	●婴儿的头出来后暂时停止用力，变为"哈、哈、哈"的短促呼吸
子宫口	8~10cm（全开）	10cm（全开）	
医院的处理	●通过内诊和胎儿监视装置确认妈妈和宝宝的状态 ●妈妈想要憋气用力时，在旁边给予指示和建议，帮助其缓和其疼痛	●不破水时使用器具人工破水 ●必要时进行导尿和会阴侧切等处置，一边和妈妈保持交流，一边告知产妇配合阵痛用力	●必要时利用真空吸引器和产钳辅助产妇娩

续表

后产期

初产15~30分钟/经产10~20分钟

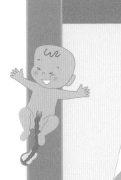

终于诞生了！翘首以待的妈妈终于和宝宝见面了。剪断脐带，将宝宝的身体和头洗干净后，检查其健康状况

婴儿诞生！

- 期待和婴儿见面
- 某些情况下，马上可以抱抱宝宝
- 因子宫收缩有类似阵痛的轻微疼痛感
- 胎盘从子宫壁上脱落下来并排出体外
- 在产房观察约2小时后移至病房

- 剪断脐带
- 把婴儿的头和身体清洗干净，检查其健康状况，测量体重和身长
- 取出胎盘
- 对会阴被切开的产妇进行缝合
- 给产妇使用子宫收缩药物
- 对产妇密切观察看护约2小时

娩出期（第2产程）

子宫口全开后，终于到最后一步了。将产妇移至分娩台，结合阵痛的时机，助产士会在旁边指示协助，所以准妈妈专心用力使宝宝下坠就好。虽然阵痛的间隔慢慢缩短，但是即便是很短的间隙，你也一定要保持深呼吸，给胎儿输送充足的氧气。

婴儿的头出来后，停止用力，切换为"哈、哈、哈"这样的短呼吸。使劲儿和用力的时机，助产士会提前告知，所以不需要担心。之后，婴儿的全身会迅速出来，平安降生。

后产期（第3产程）

婴儿平安降生后，剪断脐带，确认婴儿的健康状况、测量体重和身长。其间，妈妈在分娩台上静养。10 ~ 20分钟后胎盘从子宫壁上脱落，会与脐带一起排出来。这时因子宫收缩虽有轻微的阵痛，但因为刚分娩完，很多妈妈已经感受不到疼痛了。其后，检查羊膜和胎盘是否残留在子宫内，会阴切开的产妇需接受缝合。在分娩台上密切观察约2小时，若无异常可移至病房。

克服阵痛的方法

以"马上就要见到宝宝了"
这种积极的心态作为原动力，
一起来克服阵痛吧

寻找最舒服的姿势，别忘了深呼吸

阵痛是宝宝即将出生的一个征兆。不要刻意想着"好疼""好痛苦"，而是要以一种积极的心态面对。例如"马上就要和宝宝见面了""和宝宝一起努力"等来克服阵痛。

克服阵痛的方法就是"深呼吸"。因为疼痛会令你想要憋气用力，但如果是这样，就不能给宝宝传送充足的氧气了。疼痛以排山倒海之势来袭，然后又退去，反反复复。在疼痛消失时，一定要放松并深呼吸。这样就可以给宝宝传送足量的氧气。当疼痛来袭时，也不要忘记呼吸，要"呼——"这样长长地吐气。

另一个克服阵痛的方法就是"姿势"。

它可以使疼痛缓解，并且有助于顺利迅速分娩。有效的做法有盘腿而坐、将双腿打开靠着椅背坐、横躺、趴着将身体拱起来、站着将两手撑住墙壁等各种姿势。可以尝试各种方法，找出一种自己感到舒服的姿势。因为在生产时，疼痛的方式和位置会发生变化，所以姿势也要跟着变化。

分娩是一个耗时的过程。准妈妈不是只能在床上忍耐疼痛，如果下床走走，不仅能放松心情，在重力的作用下还会促进宫缩。此时补充水分是理所应当的，在能进食的时候进食些东西补充体能也很好。与助产士或陪伴在身旁的家人聊天可以暂时忘记疼痛，从而放松身心。

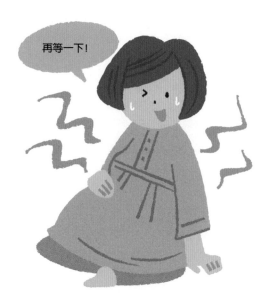

再等一下!

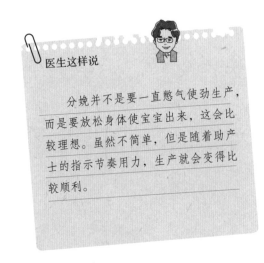

医生这样说

分娩并不是要一直憋气使劲生产，而是要放松身体使宝宝出来，这会比较理想。虽然不简单，但是随着助产士的指示节奏用力，生产就会变得比较顺利。

克服 镇痛 的方法

寻找舒适的姿势

横躺在床上、将身体拱起屁股向上、坐在椅子上等。一边自由调整，一边寻找最舒适的姿势。

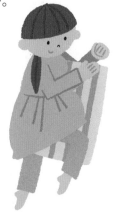

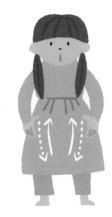

轻轻按摩肚子

在舒适的姿势下，轻轻地上下按摩肚子，同时不要忘记深呼吸。

上下楼梯，做屈膝运动

在上下楼梯时做屈膝运动可以打开髋关节，在重力的作用下能促进宫缩。在做这个运动时，一定要抓紧扶手，慢慢做。

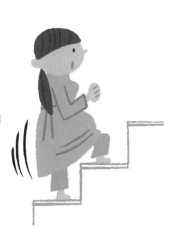

调整呼吸

吸

呼

在疼痛减弱时，身体不要用力，呼吸要放松。当疼痛来袭时，要长吐一口气。因为注意力集中在呼吸上，疼痛就会减轻。

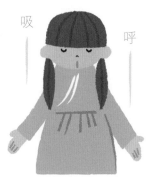

吃饭

为了让分娩时有体力，能吃下东西就尽量吃。如果没有食欲，就喝点饮料或吃些糖果，补充糖分精神会变好。

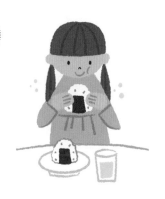

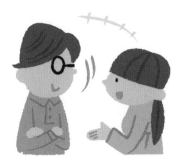

聊天缓解情绪

和助产士或陪伴在身边的家人聊天会使心情放松。如果想按摩，就拜托他们帮忙吧。

不要一直躺着或一直保持同样的姿势

如果一直保持相同的姿势，注意力就会集中在阵痛上，并且身体也会跟着使劲。如果改变姿势或稍微走动一下，可以帮助血液循环通畅，身体也会放松。

按压疼痛的部位

采用横躺着或坐着的姿势时，按压腰部或背部疼痛的地方会感觉很舒服。用手掌按摩也会比较有效。

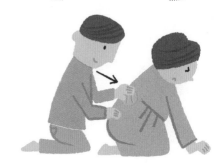

从骨盆的左右两侧按压

骨盆会有一种从中间扩张的疼痛感，从骨盆的左右两侧往中间按压可以缓和疼痛。

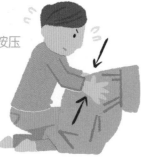

跪坐用脚后跟按压

跪坐在地上，用脚后跟去按摩肛门周围的地方，利用身体的重量缓解疼痛。

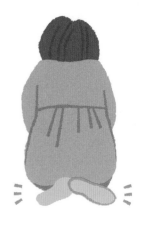

以西姆斯姿势按住骨盆按摩大腿

以西姆斯姿势躺着，将上面的一条腿轻轻弯曲，使身体呈放松的舒适姿势，按揉大腿和骨盆。

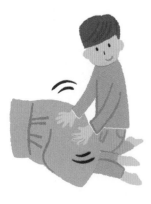

按摩肩膀

如果疼痛持续，肩膀会使劲。在阵痛间隙请别人帮你按摩肩部，可以缓解紧绷感。

最后的冲刺
在分娩台上使劲的方法

心中充满了"终于要和宝宝见面了"的喜悦之情，就靠着这股力量，努力将宝宝生出来吧

宝宝出生时的按压方法

在子宫口全开后就要送上分娩台了。终于到了生产的最后阶段。有节奏地用力，可以将宝宝顺利地分娩出来。

当阵痛出现时，要随着助产士指示的节奏深呼吸两次。在第三次吸气后要慢慢吐气，然后憋气、用力。在阵痛退去后，再依照助产士的指示，将身体放松。就这样反复做这些动作，宝宝就会慢慢地被生出来。当宝宝的头从会阴部出来之后，停止用力，慢慢地"哈、哈、哈"短呼吸，很快宝宝的全身就会顺利出来。

生产时，助产士会在旁边指导呼吸。请在助产士的指导下，做最后的努力吧。

轻轻握住把手

如果握得比较紧，力量会分散。尽量轻轻地握住，在使劲时，将把手往身体方向拉，然后身体弯曲，呈容易使劲的姿势。

睁开眼睛，视线看肚脐

如果闭上眼睛，注意力会集中在疼痛上，那么生产的力气就很难使出来。睁开眼睛，将注意力集中在用力分娩上。

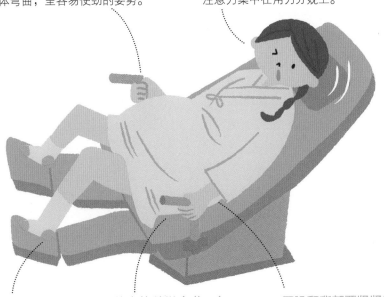

将脚后跟踩实

将脚底板坚定地踩在分娩台上，使劲时用脚后跟抵住分娩台。若用力时踮起脚尖，则容易抽筋。

将身体稍微弯曲，产道更通畅

产道是向上稍微弯曲的。妈妈下巴抬高，将上身稍微弯曲，使产道保持通畅，这样宝宝会比较容易出来。

屁股和背部要紧紧靠着分娩台

虽然上身稍微弯曲，但是屁股和背部还是要靠紧分娩台。若抬起屁股，身体会扭曲，使劲的方向也会有所变化。

产前的医疗处理

为了顺利生产，产前需要进行一些医疗处置

阵痛促进剂（催产素）

为了安全生产，控制阵痛

　　阵痛促进剂（催产素）就是人工控制阵痛的药物。例如，在超过预产期（40周）之后还没有出现阵痛，就有胎盘功能低下的危险。如果前期破水，应该选择尽早分娩。若患有严重的妊娠期高血压和并发症等，应做好分娩计划，在这种情况下还没有阵痛的人应该使用阵痛促进剂。另外，虽有阵痛但阵痛不强烈时，也可以使用。

根据妈妈和宝宝的情况调整用药剂量

　　阵痛促进剂的使用剂量是很重要的，所以要确定安全使用的方针。在使用时必须安装胎儿监视器，要不间断地监测宝宝的心跳和胎动、妈妈阵痛的强弱和间隔，根据不同的情况调整药物的使用剂量和时间。另外，万一在使用期间发生意外，应立即停止药物注射，进行剖宫产手术，做出合理的处理。

　　对人工引发阵痛感到不安的妈妈比较多，但是在生产过程比较长而导致妈妈和宝宝出现危险时，阵痛促进剂就是拯救生命的有效手段。当被诊断为必须要使用阵痛促进剂时，要认真听取使用的必要性和使用方法，在理解的基础上再使用是很重要的。

　　另外，如果在使用期间突然感觉疼痛异常，要立即告诉助产士。须停止使用并采取适当的处理方法。

使用阵痛促进剂的情况

有并发症

如果有妊娠期高血压和妊娠期糖尿病等并发症，长时间的生产会给妈妈和宝宝造成负担，容易导致危险。

阵痛微弱

阵痛过弱、次数减少会导致生产处于难以进行的状态。这样不仅会使妈妈和宝宝消耗大量体力，还会陷入一种恶性循环的状态中。

前期破水

就是阵痛之前就破水的情况。一旦破水，就有可能导致宝宝被细菌感染，必须在24小时内分娩。

超过预产期多日

如果超过预产期还没有阵痛，胎盘功能会降低，羊水量会减少，进而不能输送给宝宝足够的营养。

产程迟滞

初产超过30小时，经产超过15小时还没有将宝宝生下来，同时发现妈妈体力下降，此时应使用阵痛促进剂促使妈妈生产。

软产道坚韧

宝宝通过的子宫颈管、产道、会阴部位就是软产道。软产道若很坚韧，延展性差，也会导致生产时间延长。

Q

阵痛促进剂是危险的药物吗？

A　若正确使用，是有效的药物

　　使用阵痛促进剂比较担心的就是它的副作用：阵痛过强。但是，在使用时若安装胎儿监视器，可以一直观察妈妈和宝宝的情况，然后慎重调整药物的使用剂量。在正确使用的条件下，它是改善生产状况很有效的药物。

会阴切开术

宝宝迟迟出不来，助他一臂之力

会阴指的是从阴道口到肛门及其周围的部位。当直径为10cm的宝宝的头部从阴道口出来的时候，会阴部位的皮肤就会变得很软很薄，还能拉伸。但是因人而异，也有不能拉伸或需要很长时间才能拉伸的情况。在这种情况下，为了使宝宝顺利出来，就要将会阴部位切开3～4cm，然后打开阴道口。

光凭想象就会觉得很痛，但是进行局部麻醉后是感觉不到疼痛的。另外，因为此时妈妈正在经历阵痛，所以不管是注射麻醉剂还是切开会阴，因为阵痛而没有注意到这些的妈妈比较多。

切开会阴的时间是宝宝的头露出来后。因为医护人员会将手放在会阴内侧与宝宝中间，用剪刀将会阴部剪开，所以不需要担心会伤到宝宝。切开的方式包括从阴道向肛门垂直切的"正中切开"、从阴道下面向斜下方切的"正中侧切开"、从阴道侧面向斜下方切的"侧切开"，这是由医生决定的。

切开的伤口在产后需要缝合，会使用有效的麻醉剂从而让产妇感受不到疼痛。如果使用可吸收缝线，就不需要再拆线了，但如果不是可吸收缝线，就需要在4天后拆线。虽然在出院之后你还会感到有缝线的感觉，但是1个月后你就不会再有感觉啦。

切开会阴有利也有害

关于是否切开会阴部位，每个医院的方针不同。即使在会阴部位已经充分拉伸的情况下，有些医院依然会进行会阴切开术以辅助生产。也有虽然花费时间，但仍会耐心等待会阴部位自然拉伸的医院。即使不切开会阴，助产士也会保护会阴，令其慢慢拉伸。因为没有切开会阴，所以不必缝合，恢复也比较快。但是，如果在会阴部位不拉伸的状态下使劲将宝宝娩出来，则很可能引起会阴撕裂。虽然在产后可以缝合，但若伤口比较大，切开会阴反而会比较好。

如果不想切开会阴部位，可以提前和医生商量。但是，如果宝宝心跳减慢必须快速分娩，或预期有比较大的会阴裂伤，就要做好不得不切开会阴的准备了。

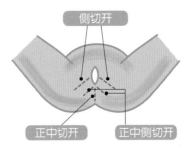

切开方式选哪种，医生会根据宝宝的大小和状况决定。

医生这样说

对于那些"想尽量自然分娩"的妈妈来说，她们对使用阵痛促进剂和会阴切开术的医疗处理方式表示很不安，想尽可能避免。但是生产并不是单纯根据预想流程进行的，不是所有的过程都一样，往往会和预期的不一样。医疗处理是为了使生产尽可能顺利，以防万一而准备的，是为了确保妈妈和宝宝的安全而实施的。根据当时的状况，医院做出的处理也有所不同。

生产时的突发状况

不管分娩时有什么状况产生，只要处理得当，就没问题。不要胆怯，乐观地面对分娩吧

做好心理准备，应对突发状况

生产，是将一个生命带到这个世界上的大事。没有固定的操作手册可以遵循，中间可能出现各种问题。子宫、胎盘、阵痛、产道、脐带、宝宝和妈妈的情况等，会发生的问题也是各种各样的。

随着医疗技术的发展，不论是何种情况，只要采取适当的处理方法，都可以顺利生产。如果在生产之前过于担心，会给妈妈造成压力，反而不好。不管什么时候，都不要慌张，不要动摇，提前了解一些情况的处理办法，会比较放心。

阵痛微弱

阵痛一直微弱，生产无法顺利进行

阵痛是子宫收缩引起的疼痛。顺利的情况是起初为不规律的疼痛，然后为规律疼痛，疼痛渐渐变强，成为引导宝宝出生的动力。但是，如果阵痛长时间比较弱，且中途疼痛次数减少，就是阵痛微弱。这可能是由于妈妈太胖、巨大儿或羊水过多等引起子宫肌疲劳造成的。另外，妊娠期高血压、睡眠不足及体力不足等对阵痛状况也有影响。

当被诊断为阵痛微弱时，首先要输液补充营养，帮助妈妈恢复体力，其次可以上下楼梯进行轻微运动。为了使子宫收缩，也有灌肠、刺激乳头的做法。还可以"人

工破水"。使包裹宝宝的羊膜人为破裂称为"人工破水"，可以促进阵痛。如果采用了以上措施，仍然阵痛不强，由于担心妈妈和宝宝的体力消耗过多，可商量使用阵痛促进剂或进行剖宫产等。

为了防止阵痛微弱，在怀孕过程比较顺利的情况下，应进行适当运动以保持体力。另外，临近预产期时，应尽可能放松，保持充足睡眠，调整好状态。

产程迟滞

经过很长时间都不能顺利生产

当真正的阵痛开始后，如果是初产超过30小时、经产超过15小时的情况，就属于产程迟滞。如果妈妈和宝宝没有异常，并且妈妈还有体力，自然分娩是没有问题的。但是体力下降或有危险时则必须采取医疗措施，加速生产。

导致产程迟滞的原因有阵痛微弱、胎头骨盆不对称、胎位异常、软产道坚韧等。根据原因可以采取使用阵痛促进剂、真空吸引器、产钳来辅助分娩或进行剖宫产等。

胎头骨盆不对称

宝宝的头无法通过妈妈的骨盆

胎儿的头盖骨还没有闭合，为了顺利通过产道，头盖骨会压缩重叠，使头变形后通过产道。但是，有时候会出现因为宝

宝的头过大而不能顺利通过妈妈的产道的情况，这就是胎头骨盆不对称。这不是单由头部和骨盆的大小决定的，而是看两者之间的平衡。例如，即使是4000g的宝宝，只要妈妈的骨盆足够大，就有产道分娩的可能。相反，即使是3000g的宝宝，如果妈妈的骨盆不大，就会被诊断为胎头骨盆不对称。

临近分娩的时候，可用超声或骨盆X射线检查来检测两者的大小，如果被明确诊断为宝宝不能通过产道，就要预约采取剖宫产手术。但是，在生产过程中，由于激素的作用，骨盆会变得松弛，宝宝的头部也会变形，虽然机会不是很大，但还是可以尝试顺产。这时一定要随时观察生产的进程，被判断为难以顺产时，就要立刻转为剖宫产。

怀疑是胎头骨盆不对称的情况
■ 妈妈的身高在150cm以下
■ 宫高在36cm以上，宝宝太大
■ 在超声检查的时候，宝宝头的宽度超过10cm
■ 尖腹的情况
■ 以前曾利用真空吸引器或产钳辅助分娩
■ 初产妇在孕37周以后仍未见宝宝的头下降
■ 虽然有阵痛，但分娩已经超过2小时却没有任何进展
■ 其他

尖腹：宝宝没有完全入盆，子宫（宝宝）比骨盆凸出很多。这种情况多发生在经产妇和多产妇等子宫肌比较容易拉伸的人身上。

阵痛过激

异常的阵痛会给妈妈和宝宝带来负担

相对于子宫口打开的情况，阵痛过强的状态就是阵痛过激。急剧的阵痛若一直持续，会给子宫带来负担，有引起子宫破裂的危险，妈妈的体力和精力也会下降。产道受到压迫还会导致宝宝的氧气不足。

引起阵痛过激的原因有巨大儿、胎位异常和软产道坚韧等。如果宝宝不能顺利通过产道，孕妇的阵痛肯定会加剧。另外，阵痛促进剂的用量不合适也会引起这样的问题。

当感到阵痛过激时，一定要立马告诉助产士。用胎心监护仪检测宝宝的心跳和妈妈阵痛的情况。当感到情况异常时，停止阵痛促进剂的使用，采取剖宫产等必要的措施。

胎位异常

胎儿无法顺利转向，迟迟不能下坠至产道

宝宝在妈妈的肚子里呈现下颚贴胸的状态，慢慢地身体抱团，一边转向一边往产道下坠。宝宝首先会转成横向，接近骨盆出口的时候，脸部就会朝向妈妈的背部。在出口的时候下颚朝上，呈现往后仰的状态，头先出去，再转成横向，肩膀、身体会跟着出来。若这个转向的过程不顺利，就称为胎位异常。

胎位异常时，虽然说生产时间比较长，但如果宝宝没有问题，自然生产也是有可能的。如果宝宝比较弱，应该利用真空吸引器或产钳辅助分娩，或进行剖宫产。

软产道坚韧

软产道太硬，宝宝无法下降

在整个产道中，子宫颈管、产道、会阴肌肉及韧带组成的部分称为软产道，其周围的骨盆称为骨产道。

通常，为了确保宝宝顺利生出来，在临产前软产道会渐渐变软，这样在分娩时比较容易拉伸。但是，也有软产道一直很坚硬，导致宝宝无法顺利出生的情况。这就是软产道坚韧。孕妇年纪越大，肌肉越僵硬，越容易出现这种状况。

处理的方法是放松身体，使肌肉缓和。若看不到效果，就需要人工打开子宫口，注射麻醉剂使肌肉放松。如果长时间生产使宝宝心跳变弱，则需要采取剖宫产。

胎盘功能不全

胎盘功能下降，营养无法传递给宝宝

胎盘的作用有很多，宝宝在妈妈腹中的这段时间，胎盘能够从妈妈的血液中接收营养和氧气，传送给宝宝，还能分泌激素帮助宝宝成长，以及防止妈妈体内的细菌和病毒感染宝宝等。如果胎盘功能衰退，会导致无法给宝宝传送充足的营养和氧气，这种情况称为胎盘功能不全。

胎盘功能不全的原因，一般最常见的就是已经怀孕超过42周，却无生产迹象。而妊娠高血压、妊娠糖尿病等也都是导致胎盘功能不全的原因。

被诊断为胎盘功能不全时，应使用阵痛促进剂尽快催促分娩。另外，如果宝宝状态不好，应采用剖宫产将宝宝尽早取出。

胎儿心肺功能不全

心律不齐是宝宝的求救信号

临产时，腹中的宝宝如果呼吸与循环功能出现问题，导致氧气不足，则被认为是胎儿心肺功能不全。宝宝的心跳较慢、心跳紊乱、心跳弱都是非常危险的。这时，要一边给妈妈供给氧气，一边采用真空吸引器或产钳辅助分娩，或进行剖宫产，尽快将宝宝取出来。

导致胎儿心肺功能不全的原因各种各样。例如，妈妈患有妊娠期高血压或妊娠期糖尿病，或是怀孕超过42周、胎盘早期剥离、胎头骨盆不对称、软产道坚韧、阵痛微弱等。胎心监护仪可以随时检查宝宝的状态，如果发现宝宝的心跳有异常，需要尽早找出原因，及时处理。

脐带异常

有脐带问题的人比较多

脐带将宝宝的头和手足缠起来的情况称为脐带缠绕。脐带缠绕很常见。用胎心监护仪监测宝宝的心跳，若无异常，大多还是能用自然方式生产的。但若是压迫到脐带，出现氧气不足、产程拉长等糟糕情况，则需要借助真空吸引器或产钳辅助分娩。

另一方面，脐带异常最需要注意的是脐带比宝宝先下垂。在破水之前脐带下垂称为脐带先露，在破水之后脐带下垂称为脐带脱垂。这种情况下，脐带会被夹在宝宝和产道之间受到压迫，造成给宝宝输氧中断，非常危险。如果不能矫正脐带的位置，请尽早进行剖宫产手术。

胎盘早期剥离

在生产之前胎盘脱落的紧急情况

在宝宝出生之前胎盘就脱落的情况称为胎盘早期剥离。具有给宝宝传送营养和氧气等重要作用的胎盘发生早剥是非常紧急的情况，会导致宝宝氧气不足。另外，因为胎盘脱落的部分可能出现大出血，所以很可能会危及妈妈的生命。

胎盘早期剥离时，较早发现其征兆是关键。主要症状之一就是肚子的剧烈疼痛，这种疼痛并不像阵痛那样有规律，而是连续不断地剧烈疼痛。另外一个特征就是妈妈的肚子变得硬邦邦的。

虽然胎盘脱落会造成大出血，但血液会积存在子宫中，流至外部的血液其实不多，因此出血量再少都不要大意，只要发现有出血状况就请告知助产士。

怀孕期间出现胎盘早剥，会有胎动急剧减少甚至消失的征兆。妊娠期高血压患者和人工授精怀孕的人容易发生这种情况，所以一定要多加注意。

一旦发现是胎盘早期剥离，大多会立即采取剖宫产。

宫壁的薄厚。如果发现存在比较薄的部分，就得选择剖宫产了。但是，即使检查时没有发现异常，在生产时由于阵痛过激也会给子宫带来过大负担，仍有导致破裂的可能，所以不能说绝对放心。

子宫破裂会引起外出血和腹腔内出血，因为大出血若不尽早处理，会危及宝宝和妈妈的生命，所以这是一件非常紧急的事情。主要症状表现为面色苍白，还会出现宝宝心跳异常。另外，产妇会感到与阵痛不一样的持续的强烈剧痛。

在阵痛时，如果感到剧痛或出血等异常，需要立即告诉助产士。一旦怀疑子宫破裂，需要立即进行剖宫产手术。

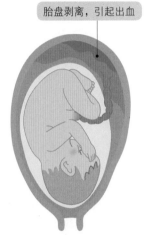

胎盘剥离，引起出血

因为大出血主要聚积在子宫内，所以妈妈自己觉察到的出血量会比较少。即使是少量出血，只要有异常，就要马上告诉医生。

先兆子宫破裂

一旦子宫破裂就会伴随大出血，会有生命危险

先兆子宫破裂，就如其名一样，指子宫马上就要破裂的状态，是由于巨大儿或多胞胎导致子宫变得过大，或是在阵痛强烈时子宫受到较大的压力造成的。另外，之前做过子宫肌瘤手术或进行过剖宫产的人，伤口附近的子宫壁会比较脆弱，在阵痛时，伤口部位可能会因为拉伸导致破裂。

防患于未然的方法就是用超声检查子

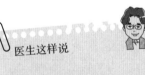

医生这样说

如果生产不顺利，很容易发生一些问题。这些问题在怀孕时，有些是可以预测的，有些是预测不到的。虽然想到这些会觉得不安，但是不要陷入这种情绪中，你要相信自己和宝宝，放松身心，相信自己没有问题！

产后出血

子宫不收缩，出血就止不住

在生产之后，子宫壁上胎盘剥离的部位会出血，通常子宫都会紧急收缩从而止血。但也有子宫不能收缩，出血不能制止的情况，称为产后出血。除长时间生产导致子宫肌肉疲劳外，巨大儿、多胞胎、羊水过多等都容易引起子宫肌肉失去张力，进而出现这种状况。

为了提早发现有出血情况，产后需要在分娩台上观察2小时。如果确认有产后出血的情况，要进行压迫子宫的按摩，或使用促进子宫收缩的药物进行止血。如果出血量比较多，还需要输血。

胎盘粘连

胎盘黏着在子宫壁上，不能自然剥离

胎盘的一部分或整个胎盘都粘连在子宫壁上的情况称为胎盘粘连。通常在分娩出宝宝10～20分钟后，胎盘会从子宫壁上脱落下来，再从阴道排出来。但是也有胎盘黏着在子宫壁上下不来的情况。

一旦被断定为胎盘粘连，就需进行腹部按摩或由医生用手进行人工剥离。这时，剥离部位有大出血的可能，要特别注意。另外，如果最终不能剥离，则有摘除子宫的可能。

胎盘粘连在怀孕时是检查不出来的，一般都是在分娩时才能进行判断。出现胎盘粘连的情况比较罕见，所以不用过于担心，不过一旦发生，就需要进行紧急处理。

子宫颈裂伤、会阴裂伤

宝宝通过的子宫颈和会阴部有裂伤

宝宝在下坠时伤及子宫颈的情况称为子宫颈裂伤。如果只是稍微撕裂，则不会出血，但如果撕裂的程度比较严重，则需要立即缝合。

子宫颈是从内子宫口到外子宫口之间的部分，在分娩前呈封闭状态，连一根手指头都伸不进去。但在分娩时，会开到10cm的宽度，以便让宝宝的头通过。因此，在急速生产时，一旦受到极端的压力就会被撕裂。

一般容易引起撕裂的情况是当宝宝的头比较大且急速分娩时，或者在子宫口全开之前用真空吸引器或产钳辅助分娩时。如果使用阵痛促进剂，阵痛过于强烈，在子宫口打开之前使劲，也很容易造成子宫颈裂伤。

与子宫颈一样比较容易撕裂的部位就是会阴。在分娩时，会阴部位因为受到宝宝头部的压迫，会变得很薄很大，并拉长延伸。但是，高龄产妇和初次分娩的妈妈的会阴部会被拉伸得比较厉害，容易导致撕裂。在快速分娩时，也会因为宝宝的头比较大而造成会阴裂伤。

如果是轻伤，只要缝合就没有问题了，但如果严重，还会伤及肛门或直肠，这时缝合需要很长时间。因此，在分娩过程中，若能预判到会有严重裂伤，则应当在医生的判断下采取会阴切开的方法。

生产状况Q&A

Q 在家里破水时，该怎么办?

A 家人驾车或乘坐出租车到医院

一旦破水要立即联系医院。冷静地告诉医院孕妇的情况。为了防止感染，禁止淋浴和泡澡。使用卫生巾或产褥垫，由家人驾车或乘坐出租车前往医院。在车内要平躺在浴巾上，保持安静。

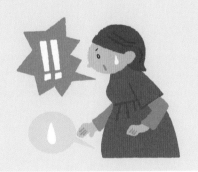

Q 阵痛只是肚子疼吗?

A 阵痛的部位因人而异

阵痛除了子宫收缩的疼痛以外，也包含宝宝下降至产道时的疼痛。疼痛是随着宝宝位置的变化从腹部周围渐渐向下转移的，逐渐到耻骨、腰部，还有肛门或会阴部都有可能会疼痛。当然，也有人感到骨盆比肚子还要疼，疼痛的感受也因人而异。

Q 见红和出血有什么不同?

A 形态和症状都不同

见红是指在白带中混杂着褐色血液，有点黏糊糊的。有的量会很少，也有的跟生理期第一天的量差不多。出血是大量鲜血流出，并且伴随着强烈的腹痛。很难判断时，应给医院打电话进行确认。

Q 对于自己能否忍受阵痛感到不安

A 没事的，通常都能克服

生产中的妈妈能克服阵痛是因为她们保持着"我这是在为自己的宝宝努力"这样的心情。阵痛不是一直痛，而是间歇式地反复疼痛。在疼痛退去时，尽可能放松。如果无论如何都感到不安，准妈妈可以考虑无痛分娩。

Q 会不会在生产时不小心排便了……

A 完全不用担心

生产用力时，一不小心粪便就会出来，这是很常有的事，请不要太担心。护士会立即处理，对宝宝没有任何影响。

从生产后到出院前的生活

生完宝宝后，一切才算是开始。不要焦虑，慢慢适应新生活

住院时，妈妈的身体恢复至关重要

终于开始和孩子一起的新生活了。有很多妈妈在分娩期间没有睡觉也没有吃饭。此时，妈妈的身体恢复非常重要。或许产后的妈妈由于过度兴奋没法入睡，但还是要闭上眼睛躺着静养。

妈妈从产后第2天开始就要慢慢照顾宝宝了，包括抱的姿势、喂奶的方法、换尿布及洗澡的步骤等，可能在最开始时相当高兴，但与此同时也会感到很累。当感到子宫、会阴、乳房等不适的时候，要与医护人员沟通。

妈妈在住院期间的生活（顺产的情况）

妈妈		宝宝
● 在病房好好休养 ● 吃饭 ● 产后初次下床上厕所，需要有人陪同	生产当天	● 测量体温、体重、身长以及做出生诊断
● 学会抱姿、哺乳、换尿布、换衣服等 ● 观察子宫和恶露的情况	第2天	● 开始吸吮母乳 ● 去儿科进行健康诊断 ● 打卡介苗
● 学会给宝宝洗澡 ● 检查子宫的收缩情况、会阴部的伤口及恶露的情况等 ● 一边观察母乳的情况，一边接受乳房按摩的指导	第3~4天	● 洗澡 ● 从脚后跟抽一点血，检查是否有先天性代谢异常的情况 ● 检查是否有黄疸或其他异常
● 出院前检查 ● 接受出院后的生活指导 ● 办理出院手续	出院	● 出院前检查 ● 将贴身衣服换成出院用的衣服，初次去外面

根据医院的不同，病房分为单人间和多人间两种。单人间的优势是能够完全按自己的生活节奏活动。即使是家人和朋友来探望，也可以随意聊天。多人间里可以与同一时期生产的妈妈们聊天，可以分享孩子到来的不安和想法，如果有经产妇，还可以听取她们的一点意见。

另外，根据医院的规定，也有母子同室和母子不同室两种情况。若为母子同室，因为妈妈和宝宝是一直在一起的，所以会很快适应照顾宝宝和给宝宝喂奶。如果是不同室，宝宝是在新生婴儿室度过的，只有在喂奶时才会被护士抱过去让妈妈照顾。虽然妈妈会感到有点寂寞，但妈妈的身体可以很快恢复。当然，也有白天同室、晚上不同室的医院。

此外，在医院的生活和时间安排表也是根据生产的过程和医院的政策而有所不同的。如果是剖宫产，可能好几天都不能吃饭，也不能照顾宝宝。这时医院的工作人员会给你建议，所以不要焦虑，根据自己的节奏恢复身体。

产后医院会 教给你的事情

抱姿

刚生下来的宝宝很小，脖子还不能支撑头部，第一次抱宝宝的时候妈妈都是小心翼翼的。为了能熟练地抱宝宝，要多抱抱他。记得要把这个抱法教给爸爸。

哺乳的方法

哺乳时，孩子的抱法、让其打嗝的方法、调奶粉的方法、催奶的按摩法等，医院都会教给妈妈。因为在最开始的时候，好多妈妈都没有乳汁，所以不要担心。让宝宝多吸吮乳头，乳汁就会渐渐变得多起来。

换尿布的方法

宝宝一天会有10次以上的排尿和排便。排泄的信号及擦屁股的方法，还有尿布的更换方法等，医院都会教给妈妈。刚开始时可以一边和宝宝说话，一边慢慢地换尿布，渐渐地就会掌握要点。

洗澡的方法

学习给宝宝洗澡的方法。头、身体以及脸的洗法、洗澡之后对肌肤的呵护、肚脐的处理等，医院都会教给妈妈。或许在妈妈操作的过程中宝宝会哭泣，但一定要一边温柔地和宝宝说话，一边给他洗澡。

出院指导

医院会告诉你关于妈妈出院之后至产后42天检查时，妈妈身体的恢复状况和宝宝的成长情况。还会给出一些照顾宝宝、妈妈产后生活及产后避孕等建议。如果有不安或疑问，可以多咨询。

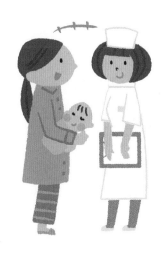

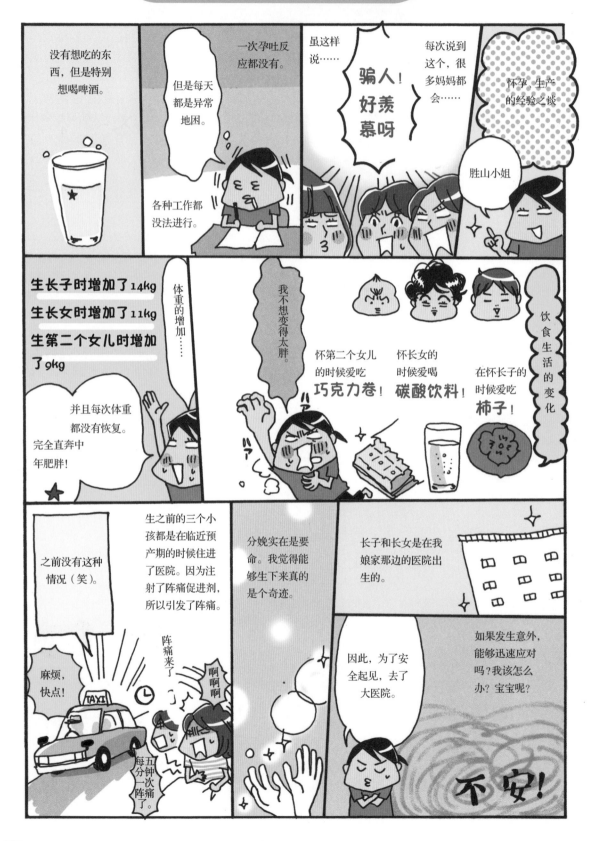

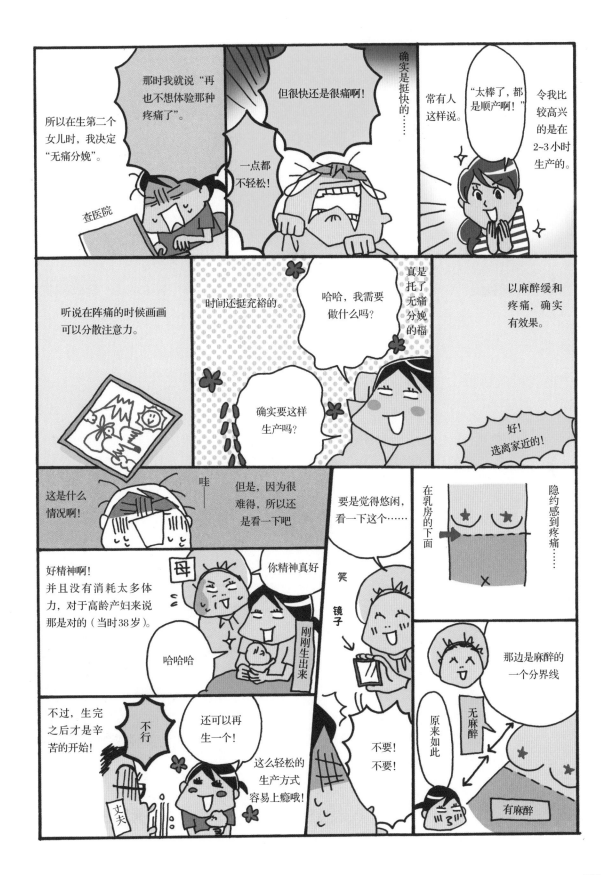

妈妈的怀孕、生产经历

千叶亚希子（36岁）　七实宝宝（7个月）

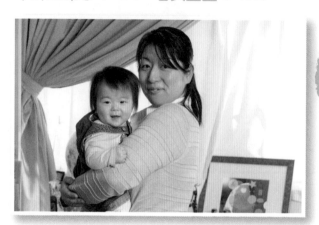

在阵痛来临4小时后，宝宝出生了！一次经历丰富的快速生产

顺产　妇产医院　没回娘家

孕吐症状轻微就大意了，随后感受到了强烈的腹痛

怀孕8周时去了医院，确定有了宝宝。孕吐症状轻微，舒适地度过了孕早期。

然而在进入怀孕第12周的一个晚上，强烈的腹痛突然来袭，第二天早上我就慌里慌张地跑去了医院。原来是由于夏天很热，吃了很多冷的东西导致的。虽然说只要身体暖和了，好好休息就会好，但我一直担心宝宝会不会有什么问题。之后就比较注意饮食了。

因为我在医院工作，所以直到临产之前我都一直在工作。因为工作的地方就是妇产科，所以比较安心，也非常感谢同事对我的理解。因为工作的原因，我将自己孕期的体重控制得很好，只增加了5kg。

虽然在工作中看到过很多宝宝诞生，但是在自己的宝宝生下来的那一瞬间真的很感动。也特别开心在自己生产时有丈夫陪伴在身边。

阵痛来临的时候是深夜，比预产期早了8天。因为之前刚刚被医生判断为"这周应该不会生"，所以当时我很吃惊。

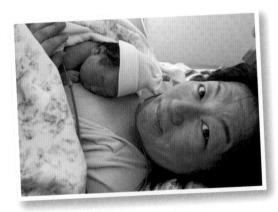

"终于出生了，好可爱"。听到宝宝的第一次哭声，自己感动得流下了眼泪。

忍耐着阵痛，入院后不到2小时就生了

忍着阵痛只睡了2小时，因为无法忍受了就给医院打了电话。当时阵痛间隔是10分钟。迅速准备好，赶到医院只花了30分钟。检查时，子宫口开了8cm，所以立即被送到了分娩台上。

因为前一天还在工作，现在突然要生产了，自己也被吓了一跳。由于工作的关系，我原本应该对生产过程了如指掌，但亲身经历了才发现完全不一样。我记得当时身体根本就不听使唤，只是因为腰很痛而不停地大叫。

助产士告诉我"马上就要生出来了"，在分娩台上1小时14分钟后，宝宝出生了。

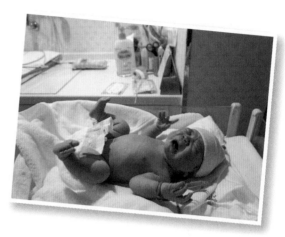

因为没有正确用力，女儿还一度心率下降，但她还是健康地被生出来了！

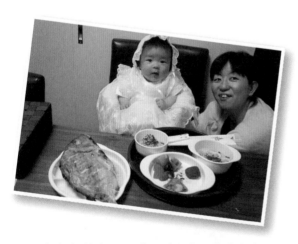

宝宝出生后100天的照片。育儿真的非常辛苦，跟想象中一样难熬。但每天都有惊喜，也有感动，非常快乐！

从生产征兆出现到宝宝诞生

第1天	2:00	阵痛
第1天	4:00	每10分钟阵痛1次
第1天	4:30	入院
第1天	4:40	内科检查
第1天	5:00	上分娩台
第1天	6:14	宝宝诞生

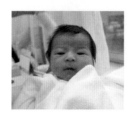

出生时的体重
▶ 3042g
身长 ▶ 48cm
出生周数
▶ 39周1天

妈妈的怀孕、生产经历

大阿久 遥（30岁） **律夏宝宝**（4个月）

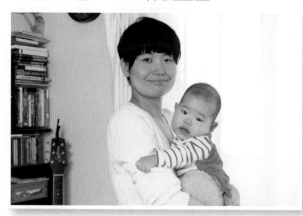

产前阵痛迟迟不来，打了场持久战后，感动于见面时刻的到来

顺产　私人医院　回娘家

临产前回娘家待产会感到比较放松

发现怀孕是在孕5周的时候。在此之前，我的生理期一直都很正常，所以发现怀孕比较早。

我们是在5月结的婚，发现怀孕的时候是在当年的9月。虽然我还没有做好当妈妈的准备，但是丈夫却非常高兴。"未来和孩子做些什么"，丈夫总是不断地想象这些。在观察到我身体变化的过程中，我自己也慢慢地意识到"我要当妈妈啦"。

因为会有轻微的孕吐，所以最开始的两三个月会觉得胃不舒服。但是，随后在工作中这种情况会有所缓解。在感到不舒服的早上，可以喝一点加了柠檬的碳酸饮料来缓解不适。

母亲问我："回家生产怎么样？"我考虑后决定回娘家生孩子。在家附近有一家私立医院，我决定在那里分娩。

我在生产之前的一个月回到了娘家，转了医院。马上就要成为妈妈的我，特别想好好珍惜作为孩子的最后1个月。但是，也不要过度放松，在最后1个月中控制体重也是很重要的。

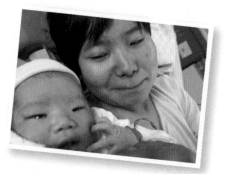

产后，宝宝被马上送到身边，你会感到暖暖的，也会闻到一种味道，你会感动地想"这就是宝宝的味道啊"。

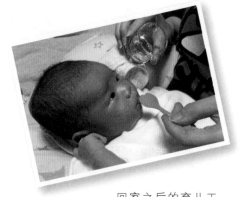

回家之后的育儿工作渐渐地会变得很辛苦。

在分娩台上能够冷静面对，是由于熟练掌握了呼吸法

在过了预产期12天后的一个深夜，我出现了生产的征兆。给医院打电话，医院说"明早过来吧"。第二天早上去了医院，虽然阵痛开始了，但是子宫口没有打开，所以第二天我就出院回家待产了。

虽然微弱的阵痛继续着，但由于不是真正的阵痛，所以一直在家忍耐，直到生产征兆出现的3天后的晚上再次入院。因为子宫口只打开了1cm，所以为了扩开子宫口就使用了子宫气囊。

虽然感到疼痛，但在第二天早晨才破水。因为子宫口只打开了5cm，所以就打了阵痛促进剂，一下子加速了阵痛，在9点的时候上了分娩台。

可能是因为练习过呼吸法，所以表现得很镇定，还被助产士表扬了。但是，持续了3天的微痛消耗了我大量体力，在采用呼吸法时也没有什么力气了。最后医生压了我的肚子，用吸引分娩法生下了我女儿。

晚了2周才生下的女儿体重超过了3700g。经历了长时间的生产，终于松了一口气。同时，面对可爱的女儿，也比想象中来得更加感动。

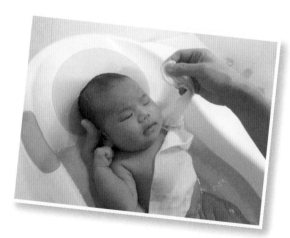

宝宝会喜欢较大的浴盆，每次洗澡的时候看起来都很享受。

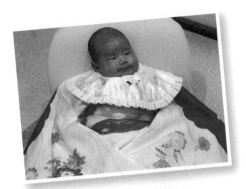

↑为了纪念宝宝初次食用辅食的那天，带宝宝去了婆家。宝宝第1次乘坐新干线，我全程抱着她。

→出生后第18天，脐带结痂终于掉了。

从生产征兆出现到宝宝诞生

3天前	2：00	在自己家中出现生产征兆
3天前	7：00	住院
2天前	9：00	阵痛未到，出院回家
第1天	18：00	再入院，使用子宫气囊
第2天	6：30	破水
第2天	9：00	上分娩台
第2天	12：50	宝宝诞生

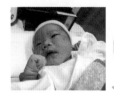

出生时的体重
▶ 3712g
身长 ▶ 51cm
出生周数 ▶ 42周

妈妈的怀孕、生产经历

石田麻奈（38岁）　慈大宝宝（3个月）

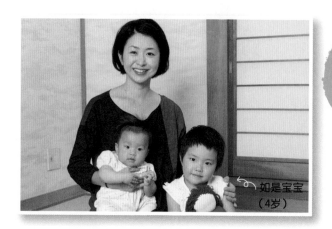

如是宝宝
（4岁）

在丈夫和女儿的陪伴下，在和睦的气氛中，完成了生产

顺产　妇产医院　没回娘家

我希望在医院时"靠自己的力气生产"

高中时在电视上了解到了助产士这个工作，当时我就想，将来生孩子时，如果能有这样的助产士帮助我，并让我用自己的力气分娩是最好的了。

生第一个女儿的时候，我是在一家综合医院顺产的。在平安分娩后，我就在想，在综合医院都可以这么顺利地生产，那么在妇产医院是什么样的呢，所以在怀上第二个女儿的时候，我就选择了妇产医院。

妇产医院开展了怀孕兴趣班和学习班，让我和其他准妈妈们的交流变多了，真的很有用。

在生产的时候，除了丈夫和长女，我的姐姐和外甥女也一直陪在我身边。能让大家一同期待宝宝的到来，这也是妇产医院的一大特色。

大家围在一起，其乐融融地陪伴生产，成就感满满的

在过了预产期之后的第3天早上出现了见红，那天晚上6时出现了不规律的阵痛。在第二天中午出现了间隔10分钟一次的阵痛，联系医院后就带着长女住院了。

为了顺利生产，家人给我吃了饭团，然后阵痛间隔慢慢缩短了。我将身体蜷缩在一起，在家人的加油打气以及助产士的指导下，渐渐克服了阵痛。助产士总会在我的耳边说："你又熬过了一次阵痛，很棒！"她还会告诉我生产的进程，所以我也比较放心。

在宝宝快要生出来的时候，听到助产士说："头已经出来了。""要出来了，你自己用手接住哦！"听到助产士这样说，我就把双手伸出来，接住了刚刚出生的宝宝。一瞬间，宝宝突然哇的一声哭了起来，青紫色的皮肤也渐渐变得红润。在整个生产过程中，我目睹了一切，对我来说真的是非常难得的体验。

在狭小的房间里，大家有喝水的，也有拍照的。如此热闹的气氛，就像是在庆祝节日。

虽然很辛苦、很疼，但是我自己感觉"分娩很棒"。正是因为在信赖的医院生产，我才感觉这是一次非常幸福的分娩体验。

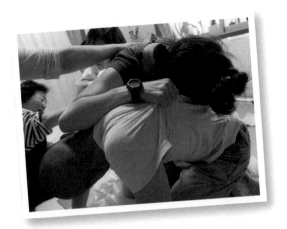

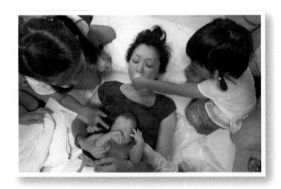

长女和外甥女给我喂饭团，照顾我，帮我做了很多事，现在她们也很疼爱妹妹。

照片上是我趴在丈夫身上克服阵痛。助产士一边帮我按摩身体，一边鼓励我说："真棒。"

从生产征兆出现到宝宝诞生

1天前	7：00	出现生产征兆
1天前	18：00	阵痛
第1天	3：00	阵痛间隔15分钟，联系医院
第1天	12：00	阵痛间隔10分钟，联系医院
第1天	15：30	入院、内科检查
第1天	16：00	上分娩台
第1天	16：27	宝宝诞生

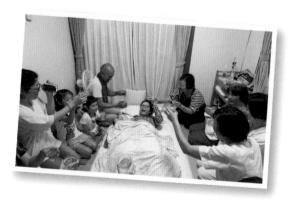

在第二个女儿出生之后，我和陪在我身边的家人、助产士，以及医院中的产妇妈妈们一起庆祝！我想，这样的庆祝也只能是在妇产医院才能做到吧。

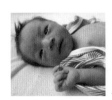

出生时的体重
▶ 2780g
身长 ▶ 50cm
出生周数
▶ 40周4天

妈妈的怀孕、生产经历

铃木知香（42岁） 空和宝宝（1岁3个月）

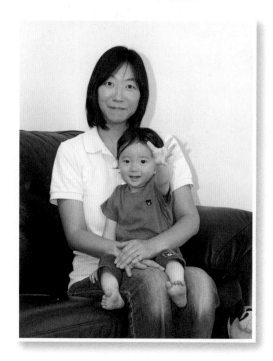

选择了无痛分娩。
非常高兴的是生产
如此顺利

无痛分娩　妇产医院　没回娘家

这次和上次的顺产是截然不同的，因为生产当天使用了阵痛促进剂和麻药。但因为是在同一家医院生产，所以并没有感到不安。我告诉医生希望家人在场并使用LDR（一体化产房），而且我还希望由丈夫剪断脐带。

经历了上一次的难产，这次决定采用"无痛分娩"

在生第二个孩子的时候，我选择了无痛分娩。虽然第一个孩子是顺产，但是当时总生不出来，并且由于从入院到生产用了3天，耗费了太多的体力。

怀孕时，由于胃不舒服，孕吐症状比较严重，没想到孕吐终于结束后却得了反流性食管炎。这个症状一直持续到临产前。快生产时只要躺着就会觉得不舒服。那个时候很想赶紧生产，但是又没有办法。

入院后，重新确定了分娩的日期，准备进行无痛分娩。虽说是第二个孩子，但和妇产医院的医生商量了关于计划无痛分娩的情况和生产的流程。

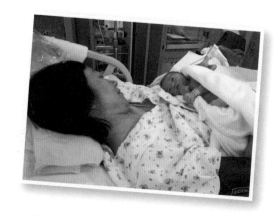

因为在预产期的前1个月就出现了假性宫缩，所以考虑到早产的可能，提前入院了。

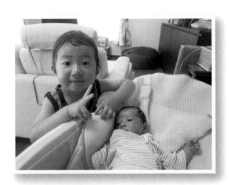

由于用了麻醉剂，所以没有感到疼痛，产后恢复得也很顺利

在入院当天的中午就去了产房，晚上在脊椎部位打了麻药。

吃了让子宫口打开的药物后还睡着了，因为完全没有阵痛。我有点担心"明天宝宝真的能出生吗"。

隔天早上，确认子宫口打开后，就开始打点滴，注射催产素。慢慢地肚子就痛了起来。但是相比生第一个孩子要好很多。常听到人家说无痛分娩只是名字好听而已，还是会痛，但对于有过长时间阵痛经验的我来说，这种疼痛完全不是问题。

等到疼痛间隔变成5分钟时注射了麻醉剂，疼痛一下子就消失了。

虽然没有疼痛，但是劳累的感觉却是一直存在的。

助产士将我的疼痛间隔记录下来，等到子宫口全打开之后，就立即将我睡的床换成了分娩台，并迅速做好了接生的准备。

虽然助产士说"请憋足劲，加油"，但是由于我的体质属于麻醉剂容易起效果的那种，所以腿没有知觉，全身都无法用力，最后医生用真空吸引器将宝宝拽了出来，还好宝宝平安无事地出生了，我还听到了宝宝健康有力的哭声。

无痛分娩真的是很轻松，而且身体不会感到很疲劳，使我可以全身心地投入到生完宝宝的喜悦之中。虽然对于高龄与体力差会有些忧虑，但是产后的恢复还是比较顺利的。

哥哥（聪海宝宝，4岁）待在医院的保育室里，很快就和刚出生的弟弟见面了。看着弟弟，好像觉得很不可思议。

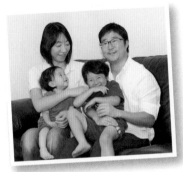

虽然经历了普通分娩和无痛分娩两种不同的分娩方式，但是我自己觉得不管是哪种分娩方式，生出来的宝宝都很可爱！

从生产征兆出现到宝宝诞生

第1天 9：00	入院、送入LDR
第1天 16：00	经脊椎注射麻醉剂
第2天 6：00	注射阵痛促进剂
第2天 15：00	阵痛间隔5分钟，注射麻醉剂
第2天 17：30	在LDR内准备分娩
第2天 18：34	宝宝诞生

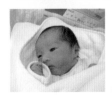

出生时的体重
▶ 2888g
身长 ▶ 51cm
出生周数
▶ 38周3天

妈妈的怀孕、生产经历

小川亚希子（32岁） 晴辉宝宝（11个月）

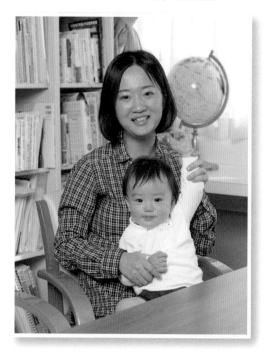

分娩当天紧急进行剖宫产。平安无事地生下宝宝真是太好了！

剖宫产　妇产医院　回娘家

积极参加准妈妈课堂和瑜伽课堂，努力收集信息

怀孕期间因为食欲变好，就一直在吃东西中度过，但是也会有频繁的孕吐出现。我一直在想"宝宝真的能好好成长吗"？这种不安的情绪一直困扰着我。直到产检时，看见宝宝很有精神的样子，才比较安心。

丈夫很体谅我，担心我的身体。我们也会讨论"想要什么样的家庭"，还决定了产后的家务活要分担，做好了迎接宝宝的准备。

我选择了回娘家生宝宝。决定在娘家附近的妇产医院分娩。

在怀孕过程中，我也读了大量与分娩相关的图书，也积极参加了医院组织的准妈妈课堂和瑜伽课堂，并且努力听取了有经验的妈妈和助产士的建议和体验。了解到分娩因人而异，因为有各种不同的方式，所以不管是哪种生产方式都不奇怪。我把所有能想到的情况都与医生进行了交流，在真正生产的时候确实有作用。

主治医生说："如果在预产期之后的两周还没有生出来，就得剖宫产了。"然而在41周之后我却仍然没有生产的迹象。在做好剖宫产心理准备的时候，阵痛出现了。那是在预产期之后的第11天的晚上。

第二天上午的时候，阵痛间隔变成了10分钟，我就坐着母亲的车去医院了。但在那之后，宝宝却怎么也不往下坠。预定是顺产，但是医生在内诊之后决定立即采取剖宫产。

面临紧急剖宫产，马上就转换好心情

正是因为预先根据所见所闻模拟过一些生产的情况，所以没有因要进行紧急剖宫产而感到不安。虽然丈夫没能在场很遗憾，但还是很冷静地面对了当时的状况。

一般都认为"经阴道生产，并在短时间内生出来"，才叫顺产。但我认为不管是经阴道生产还是剖宫产，只要宝宝安全地降生，都算是顺产。虽然这次生产与原定的生产计划不同，但是我经历了一个很充实的生产过程。

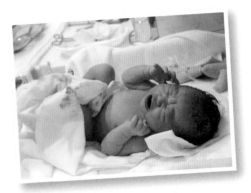

虽然使用了麻药之后会感觉昏昏沉沉的，但是见到宝宝的时候真的非常高兴，轻声对他说："谢谢你来到我的身边。"

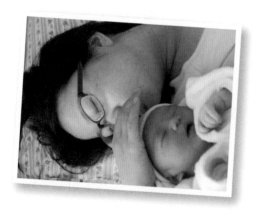

虽然进行了意料之外的剖宫产，但是产后能立即哺乳，我也很满足。

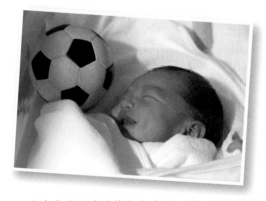

生产完当天我在恢复室度过，第二天被转移到病房，母婴同室。

从生产征兆出现到宝宝诞生

第1天	20：00	阵痛
第2天	11：00	阵痛间隔10分钟
第2天	14：00	入院
第2天	15：00	内科检查，决定剖宫产
第2天	17：00	进入手术室
第2天	18：00	宝宝诞生

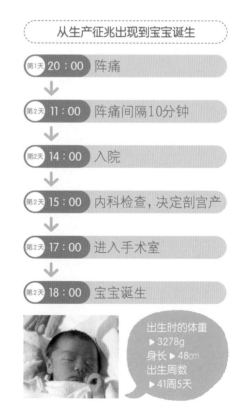

出生时的体重
▶3278g
身长 ▶48cm
出生周数
▶41周5天

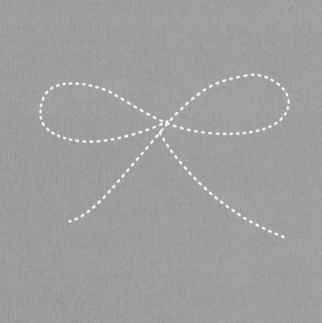

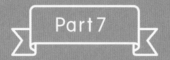

Part 7

第一次的育儿经

对于还没习惯育儿的你，想必对于带小孩这件事非常
慌张。但是谁没有第一次！只要把基本要做的记好，慢慢
地就会习惯了。

新生儿的身体与特征

面对要照顾刚出生的新生儿，有很多事都是第一次。请不要慌，慢慢地你就会习惯了

抱着宝宝，轻声细语地和宝宝讲话

新生儿就是在出生4周以内的宝宝。新生儿非常小，脖子也还很柔软。刚开始抱的时候或许会感到紧张，但是随着每天的接触，渐渐地你就会变得习惯。

宝宝还在妈妈肚子里的时候，就能听见外界的声音，也能模糊地看见20～30cm内的东西。虽然此时新生儿可能还不会有什么反应，但还是多抱抱他，温柔地跟他说说话吧！

新生儿没有昼夜，每天除了吃就是睡，这样周而复始。让宝宝吸奶，母乳的分泌就会变好，所以一旦宝宝想要吃奶，就给他喂奶吧。另外，宝宝一天要有10～20次的排尿或排便，所以不要忘记给他换尿布。若宝宝吃饱后换了尿布还会不停地哭，那么有可能是宝宝感到热或冷，或者是哪里感到痛，或者哪里不舒服。

不要太过紧张焦虑，若有担心的事情，请多与他人商量

对于什么都是第一次的妈妈，可能会担心一些特别小的事情。例如，在喂奶之后吐奶是非常常见的情况，只要不是一天吐好几次就不必担心。宝宝也会长湿疹，一般情况下都会自然消失。如果有担心的事情，在出生42天检查时和医生沟通咨询。如果有明显的异常，不需要等到检查，可以先打电话向医生咨询。

新生儿的五感

味觉
喜欢像妈妈乳汁那样的甜味。妈妈吃的东西会改变乳汁的味道。

视觉
刚刚出生的宝宝视力约为0.02，能隐约看到20～30cm内的东西。因为宝宝能感受到光亮，所以应尽量将房间的灯光调暗。

触觉
触觉开始发育，被爸爸和妈妈抚摸时会感到安心。另外，由于触觉的刺激，各种感官能力也开始发育了。

嗅觉
能够闻得到气味。即使眼睛看不清，宝宝也可以根据妈妈肌肤的气味感受到妈妈的存在。

听觉
宝宝在妈妈腹中的时候听觉就开始发育了，能够听到爸爸、妈妈的声音。如果声音过大，还有可能会被吓到。

体温

因为自身还无法进行体温调节，所以一定要注意室温和给宝宝增减衣物

宝宝的体温大概是37℃，比大人稍微高一点，不需要担心。因为宝宝还无法调节体温，所以注意室温和给宝宝增减衣物，睡觉时被褥的薄厚也要注意调整。

呼吸、脉搏

为了快速成长，大力呼吸

宝宝1分钟大概呼吸40次，脉搏跳动120次，是大人的两倍。这是宝宝为了成长而在努力地吸收氧气。宝宝现在还无法采用胸式呼吸，而是主要采用腹式呼吸。

手脚

两手抬起握住拳头是宝宝特有的姿势

宝宝的肘部向上弯曲成W形，腿部的关节打开，膝盖弯曲成M形，手指弯曲握拳。宝宝刚出生时，通常是扁平足。

原始反射

宝宝从出生到3个月时为止，会出现一些无意识的反射动作。例如嘴巴一接触什么东西就开始吸吮；一听到大的声音，两手就会向上举起；一碰到他的小手，他就会握紧。

照片人物：马场智博
（出生1个月）

头

为了能顺利通过产道，刚出生的宝宝头很柔软

宝宝的头骨还没有定型，头顶的头骨与额骨之间（囟门）是没有闭合的，而且很柔软。虽然在分娩时头部的形状有可能被拉长，但会慢慢恢复的。

皮肤

粉红色的肌肤，脸和身上还会有胎毛

出生后几天，宝宝身上较薄的粉红色皮肤会慢慢脱落，能够看到皮肤呈现黄色，可能会出现黄疸，也可能会出现婴儿湿疹。不管是哪一种，都会自然痊愈的，所以不用担心。

肚子、肚脐

和妈妈连接的脐带会自然脱落

因为宝宝是利用腹腔呼吸的，所以你会发现呼吸的时候宝宝的肚子一直在上上下下。在出生之后被剪断而残留的脐带会留在肚子上，1～2周后会结痂、脱落。

体型

在母乳或配方奶的喂养下，茁壮成长

在出生3～4天时，体重会下降（生理性体重下降），但是会通过吸吮乳汁或配方奶等使体重慢慢回升，所以不需要担心。一个月之后宝宝的体重大约会增加1kg，身长会增加3～4cm。

189

分娩这件大事终于结束了

产后母体的变化

产后是妈妈身体一点一点地恢复到怀孕前状态的重要时期。请以恢复身体为优先考量，顺利度过产后生活

身体激素和状态不稳定的时期

分娩结束后，妈妈的身体在6～8周后会恢复到产前的样子，这段时间称为产褥期。分娩后，约增大10倍的子宫为了恢复原样会强力收缩，这时的阵痛称为产后阵痛。通过哺乳会促进子宫收缩，疼痛会加强，但这是子宫恢复时的疼痛，所以不要担心。另外，产后恶露也会持续1个月左右。

产褥期是妈妈身体恢复的重要时期，这时的激素水平会急剧变化。有睡眠不足、疲劳或情绪不稳定、心态不平衡等情况的妈妈不在少数。宝宝的健康自然不必多说，但是当妈妈感到身体不适时，就应该和家人商量。必要时请及时就医，不用非要等到产后42天产褥期结束。

产后1个月如何度过

第1周	→	第2周	→	第3周	→	第4周
尽量卧床休息		在照顾宝宝的间隙注意休息		开始适应做产褥运动		渐渐回归正常生活
生产的疲劳依旧持续，并且会阴部的疼痛及恶露都会继续。在出院之后，可以通过食物补充营养，做到饮食均衡，尽量卧床休息。		睡眠不足所致的疲劳会继续。精神上会变得非常不稳定。家务活应该让家人帮忙，在照顾宝宝的闲暇要尽量卧床。		恶露减少，渐渐习惯了新生活。此时开始进行产褥运动是没有问题的，但一定不要勉强自己。在空闲时注意休息，一定不要拿重物。		宝宝满月后，妈妈也开始回归正常生活，可以带宝宝外出散步了。

产后的身心问题

子宫恢复不全

在产后，子宫应恢复到原来的大小，但是若出现子宫不收缩、恶露持续不断的症状，即为子宫恢复不全。子宫恢复不全的原因有很多，例如一部分胎盘与羊膜残留在子宫内部、巨大儿与多胎导致子宫拉伸过度、产程迟滞与大量出血导致子宫疲劳等。在哺乳时触碰乳头、进行产褥运动都会有效促进子宫收缩，还可以使用促进子宫收缩的药物。

恶露

胎盘脱落部位的出血与阴道分泌物的混合物称为恶露。在产后会立刻有大量红褐色的恶露流出，量会渐渐减少。若红色的恶露量多且持续不断并伴有恶臭，就有可能是子宫恢复不全或感染，需要就诊检查。

产褥热

在产后10天内，体温连续2天都是38℃以上的症状称为产褥热。这是由于子宫内部及阴道细菌感染引起的，应该在恶化之前尽快就诊。

会阴切开的伤口

伤口的疼痛感大概会持续1周，紧绷感大概会在1个月内渐渐消失。为防止感染，保持清洁是非常重要的。

遗尿

在产后很容易遗尿，这是因为在怀孕时支撑沉重子宫的盆底肌群变弱。通过进行肛门和阴道肌力的锻炼，很快就会恢复。

乳房、乳头问题

在哺乳后感到乳房膨胀疼痛，这是因为乳管堵塞以及乳管堵塞后引起乳腺炎造成的。如果出现疼痛、发热，应该尽早治疗。因为乳头被宝宝吸吮，还可能会有乳头皲裂的情况，严重时需要涂药缓解疼痛。

耻骨疼痛

产后被撑开的骨盆要恢复到原来的样子，会出现耻骨疼痛的情况。虽然可以自然恢复，但通过塑形内衣可以缓解疼痛。

手腕痛

产后一直抱孩子会使手腕患上腱鞘炎。在抱孩子的时候尽量左右手互换，让家人帮忙给孩子洗澡，并灵活使用抱带，尽量减轻负担。

脱发

怀孕时激素增加，产后又会迅速减少，这就导致女性在产后容易脱发。不过，这是暂时的，不需要担心。

产后失眠

产后激素平衡会急剧变化，由于睡眠不足和疲劳积累等，容易引起情绪不稳定。在产后3～10天，会不由自主地焦虑、想哭，大多数妈妈都深有体会。不过这只是一时的，尽量让家人帮助你，千万不要勉强自己。

产后抑郁

产后若出现长时间的情绪不稳定、睡不着、食欲不振、浑身无力等情况，很有可能是患上了产后抑郁。这时可能会出现无法思考、注意力无法集中、突然情绪激动的情况。在没有变得很严重之前，应该及时就医。

产后的体形恢复

产褥期是身体恢复的重要时期。不仅需要静养，还需要做一点运动活动筋骨

体形恢复以产后6个月为标准，不要着急，慢慢来

在怀孕时增加了体重和脂肪，以及被抻拉的皮肤恢复不到原来样子的妈妈比较多。但是，在怀孕期增加的体重和脂肪等对产褥期妈妈喂奶来说是非常重要的，请不要勉强减肥。为了让宝宝吃到有营养的母乳，也为了产后妈妈的体力恢复，一日三餐的均衡饮食非常重要。

体重在给宝宝喂奶和干家务时会渐渐恢复。如果在怀孕时体重增加过多，在恢复时也要付出更多努力。即使恢复体重，屁股和小腹也会变得松弛，体形也会有变化。这是由于在分娩时盆底肌和腹肌的肌力变弱、骨盆变形导致的。为了恢复体形，

必须锻炼和做有氧运动以提高新陈代谢，消耗能量。当然，矫正骨盆也是很重要的。

产褥期是妈妈恢复体力最重要的时期，应尽量平躺着静养。但是，在不勉强的范围内活动身体，有助于促进乳汁分泌和子宫收缩，并且还能转换心情。因为产后身体会自然地朝着恢复原本的状态而努力，骨盆和脂肪的可塑性较强，所以此时锻炼比较容易有效果。若过了半年，骨盆和体形已固定下来，此时再锻炼已很难再改变，所以一定要在产后6个月内慢慢地矫正体形。

从产后能立马做的足部运动开始吧。在权衡自己身体的同时，慢慢增加运动量。在肚子出现紧绷感和感到疲劳时，不要忘记休息。

产后体形恢复的注意事项

饮食

不要采取急剧减少饮食量的方式来减肥。相比数量而言，营养才是更重要的。要控制脂肪和糖分的摄入，摄取足量的蔬菜、大豆制品等富含维生素、矿物质和蛋白质的食物。

运动

若不仅想要恢复体重，还想要恢复身材，做一些活动肌肉的运动会非常有效，但不要过度运动。可以从一些轻微的动作开始。

内衣

产后专用的内裤会对臀部和腹部有一定的提拉效果。市面上有很多种产妇内裤、束腹带等，选择自己需要的产品。

通过 产褥运动 恢复你的身材

产褥运动，除了可以锻炼生产时丧失的肌力以及恢复身体松弛的部位以外，还可以促进子宫收缩和母乳分泌。在身体状态比较好时，慢慢运动，不要勉强自己。

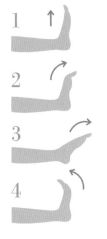

产后第1天

足部运动

躺着时活动脚部会促进腿脚的血液循环。仰躺着伸展双脚，将脚后跟放在床上，将脚尖弯曲，向上或向前伸展后，再往反方向伸展，这样慢慢地做10次。

产后第3天

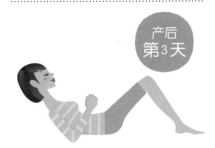

锻炼腹肌

仰着躺下，膝盖弯曲。两肘立起夹在胸侧，看着肚脐的位置将头和上半身向上抬起。当肩胛骨离开床时，再慢慢地回到原来的位置。

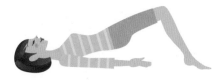

拉伸腹肌和会阴部

仰着躺下，膝盖弯曲。一边将肛门和会阴部缩紧，一边将腰向上抬起。两手撑着床，将腰左右晃动，然后慢慢放下来。

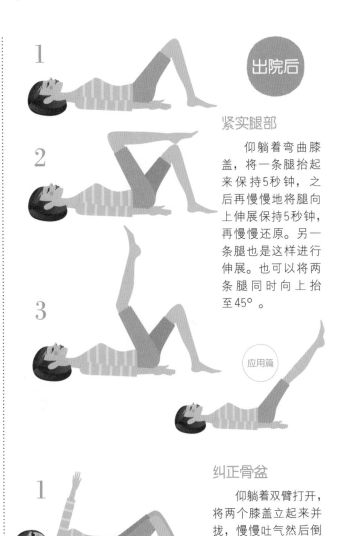

出院后

紧实腿部

仰躺着弯曲膝盖，将一条腿抬起来保持5秒钟，之后再慢慢地将腿向上伸展保持5秒钟，再慢慢还原。另一条腿也是这样进行伸展。也可以将两条腿同时向上抬至45°。

应用篇

纠正骨盆

仰躺着双臂打开，将两个膝盖立起来并拢，慢慢吐气然后倒向右侧，同时将脸转向左侧，一边吸气一边还原到原来的位置。向反方向重复同样的动作。

抱孩子

抱婴儿是宝宝与妈妈接触的重要时间。虽然第一次抱婴儿可能会有点紧张，但马上就会习惯，请不要担心

妈妈温柔的拥抱，让宝宝安心成长

抱孩子是与孩子培养感情的最好方式，能够使宝宝感到安心。在抱孩子时，孩子可以隐约看到妈妈的轮廓，听到妈妈的声音，感到妈妈的温暖。所以要抱着孩子，与他轻声慢语地讲话。

刚出生的宝宝，脖子还很柔软，无法支撑头部，身体又小小的，所以刚开始抱宝宝的妈妈会有些紧张。但是只要抓住诀窍就没问题了。抱的时候，让宝宝贴在妈妈的胸前，动作要温柔。

横着抱

对于第一次抱宝宝的你，推荐采用横抱的姿势。对于脖子还很柔软的宝宝，要给予他安心、稳定的感觉。

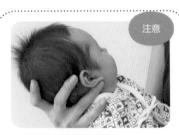

注意

一定要用手托住颈部

宝宝的脖子还不能支撑头部，所以要用手将宝宝的颈部托住。

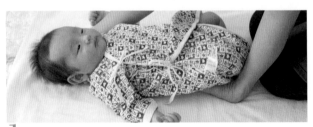

1 将手放在孩子的头和屁股下方

身体稍微向前弯一点，靠近宝宝的脸。轻轻地把手放到宝宝的头部和屁股下。看着宝宝的眼睛说："要抱你了哦。"

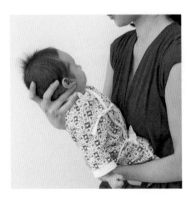

2 轻轻地抱起，并贴近胸前

托着宝宝的头部，然后向上让他靠近妈妈的胸口。不是只用手腕，而是靠妈妈的身体将宝宝托起来，这样负担会少一点，也会比较稳当。

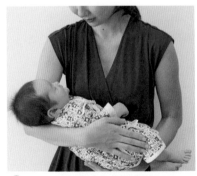

3 将孩子的背和屁股包住

将用手支撑的头部慢慢向肘部内侧移动，用手臂包覆着宝宝的背和屁股。

竖着抱

妈妈可能因为宝宝脖子还很柔软而感到有点不安，不用担心，只要用手支撑好就可以了。用这个抱姿可以帮宝宝拍嗝。

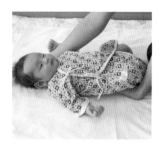

1 手放在头和屁股的下面

身体稍微向前弯一点，靠近宝宝的脸。轻轻地把手放到宝宝的头部和屁股下。跟宝宝轻轻说话，让宝宝感到安心。

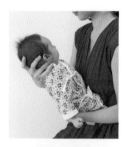

2 轻轻地抱起，并贴近胸前

伴随着妈妈身体向上立起，宝宝也会顺势被抱起。妈妈与宝宝面对面，用手托着宝宝的头和脖子，然后向胸口靠近。

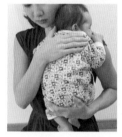

3 托住宝宝的脖子、背和屁股

将托在屁股下的手慢慢移动，用胳膊支撑比较稳定。如果托着头部的手感觉累了，换成用胳膊托着也是可以的。

换边抱

如果一直保持同一个方向抱孩子，会给胳膊和手腕造成很大负担，所以累时可以换边抱。

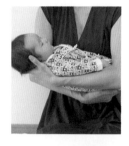

1 双手换位

将托着宝宝头部的手渐渐移到屁股下，用一只胳膊就可以托住宝宝全身。将托着屁股的手慢慢移到宝宝的头部。

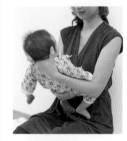

2 以屁股为轴心，慢慢地将头转向

以屁股为轴心，将宝宝的头慢慢换到另一侧。让宝宝的屁股顶着妈妈的肚子，这样宝宝会比较安心。

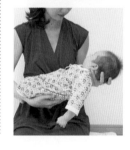

3 将方向转到另一边，再好好抱住他

好好拖住宝宝的头，慢慢改变头和身体的方向，并将宝宝的头慢慢挪至妈妈肘部内侧。

放下的方式

宝宝常常被妈妈抱着抱着就舒服地睡着了。这时，就轻轻地将他放在床上吧！

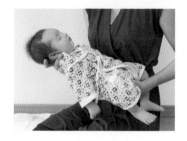

1 将手掌移到孩子头部下方

和抱起来正好是相反的顺序。原本是用肘部和胳膊支撑着宝宝的头和屁股，慢慢换为用手掌支撑。

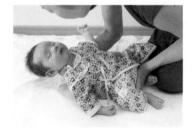

2 身体不要离开宝宝，先将屁股放下

宝宝贴着妈妈的身体，从屁股慢慢地放下来。想象着妈妈的身体也一起放下。

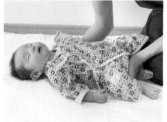

3 将头放下，然后松开手

慢慢将头放下之后保持这个姿势待一会儿。注意不要一下子就将手撤走，要慢慢地放开手。

照片人物：马场智博

换尿布

只要记好换尿布的顺序，就没问题啦！一边跟宝宝讲话，一边迅速帮他换尿布吧

勤换尿布，让屁股保持清爽

宝宝喝完奶后就会尿尿和排便，然后再睡觉，这就是他每天的日常。由于宝宝还没有办法储尿，在直肠内也无法累积便便，所以一天要换10～20次尿布。当他刚刚喝完奶就哭或明明睡着了却突然哭起来时，很有可能是要换尿布的信号。宝宝的皮肤非常敏感，如果尿布脏了却置之不理，会引发红肿。尿布脏了就应该立即更换。

经常会听到有的妈妈说刚换的尿布就被尿湿了，在给他换的时候他又在尿尿等事情，其实这都是常有的事。别担心，妈妈就是会在这样的手忙脚乱之中慢慢掌握换尿布的时机和诀窍。

布尿布

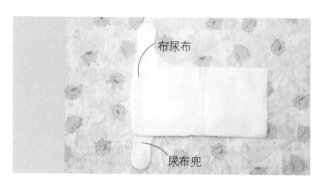

布尿布

尿布兜

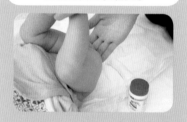

当屁股长了尿布疹时

直接用温水冲掉屁股上的脏污。用吹风机的弱风吹干，再在屁股上涂上凡士林。

1 先将尿布装在尿布兜上

准备新的尿布。若你使用的是像照片上这种纱布尿布，为配合尿布兜，你可以将尿布对折，再对折。然后在尿布兜上面放上新的尿布就准备完成了。

2 用新的尿布垫在下面

将新尿布垫在脏尿布下面，再将脏尿布撤走。把屁股擦干净之后，再穿上新的尿布。折尿布时，男孩子可以在前面垫厚一点，女孩子可以在后面垫厚一点。

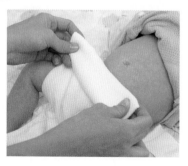

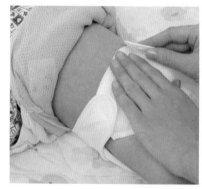

3 将尿布兜粘好

先将尿布整理好，不要让它露在尿布兜外面，再把尿布兜粘好。腰部要留有两个手指可以伸入的空隙。

纸尿裤

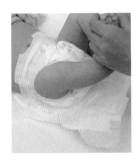

1 把新的纸尿裤整理好

把干净的纸尿裤铺在脏的下面。将宝宝的双腿轻轻抬起来，并将新纸尿裤腰围部分移至快到肚脐的地方。

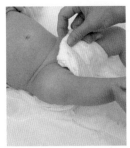

2 将脏的纸尿裤拿开

打开脏的纸尿裤，用前面干净的部分将宝宝身上的污垢大体擦拭一下，然后将脏的那一面慢慢卷进去，轻轻抬起宝宝的屁股，将脏的纸尿裤拿掉。

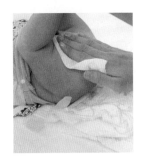

3 把宝宝的屁股擦干净

把宝宝的屁股轻轻地擦拭干净。不要使劲擦拭，要非常轻地擦拭皮肤褶皱的部位。擦拭后腰及背部时，可以将宝宝的双腿轻轻抬起。

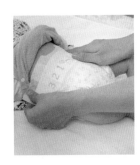

4 把新的纸尿裤换上

将新的纸尿裤内侧摊平，并垫在下方。若肚脐还有点湿湿的，不要让纸尿裤碰到。

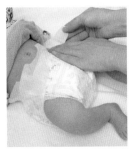

5 调整好之后用纸尿裤上的胶布固定住

纸尿裤与肚子间请预留两指宽度。粘牢纸尿裤时记得要左右对称。整理腿旁边的纸尿裤褶皱，防止侧漏。

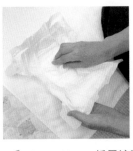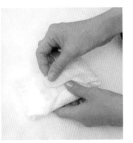

6 脏纸尿裤请粘紧　　纸尿裤脏的那一面向内卷起，并用胶布粘住，扔进垃圾桶内。

擦屁股的方法

因为男孩和女孩易沾到脏污的部位不一样，所以一定要根据他们各自的特征进行合理擦拭。

男孩

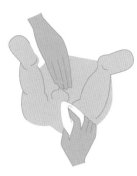

男孩容易在阴茎和阴囊部位沾到脏污，时间久了就会残留附着。应翻开内侧皮肤褶皱，慢慢擦拭。

女孩

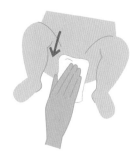

女孩的尿道口和肛门离得比较近，一定要注意预防细菌感染。应从会阴部向肛门的方向由前往后擦拭，皮肤褶皱处的脏污也要轻轻擦拭干净。

哺乳（母乳）

哺乳是只有妈妈才有的特权。不仅仅是给予宝宝营养，同时也是注入满满的爱

孩子吸吮得越多，妈妈的乳汁分泌就越旺盛

母乳中含有宝宝所需的免疫蛋白和营养物质。哺乳时通过妈妈与宝宝的肌肤接触也能慢慢培养出彼此之间的感情。产后妈妈并不会马上分泌出很多乳汁，宝宝最开始时也还不能很熟练地吸吮乳汁，这也导致许多妈妈的母乳时有时无，且在频繁的喂奶之下非常疲惫，所以这对妈妈来说真的是一场苦战。

宝宝的吸吮能促进妈妈脑垂体分泌更多的泌乳素，进而使乳房产生更多乳汁。宝宝频繁有效的吸吮是增加奶量最好的方法。所以，妈妈奶越少，越要让孩子多吸吮。

哺乳时的 抱法

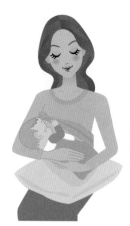

横着抱

用一边手肘内侧支撑宝宝的头，另一只手托住宝宝的屁股。为了减轻胳膊的负担，可以用靠枕来调整高度。

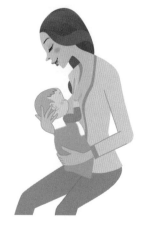

竖着抱

让宝宝坐在妈妈的大腿上。确保宝宝呈竖直的姿势，牢牢撑住宝宝的头、背和屁股。

橄榄球抱

就像抱橄榄球一样，将宝宝抱在腋下，用抱枕调整高度。建议剖宫产等肚子上有伤口的妈妈使用这种哺乳方式。

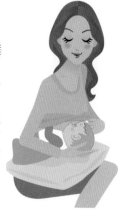

躺着抱

和宝宝一起躺在床上。在宝宝的背后用靠枕支撑。若宝宝躺着吃奶时睡着了，一定要小心，避免宝宝发生窒息。

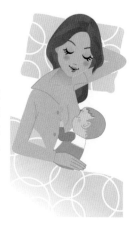

哺乳的方法

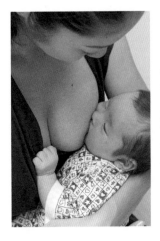

1 让宝宝深深含着乳头

调整宝宝的头，使其靠近妈妈的胸部，用乳头去刺激宝宝的嘴唇，让宝宝将嘴张大。将乳头放在宝宝上颚的位置，然后让宝宝含住乳头。

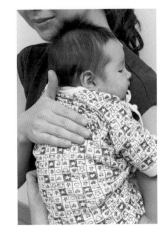

4 竖着抱宝宝，帮他拍嗝

宝宝吃奶时会将空气一起吃进肚子里。将宝宝竖着抱起后，在其背部用手轻轻拍打，让其打嗝。

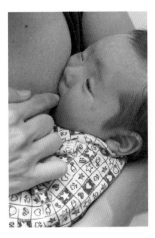

2 让宝宝的嘴巴暂时离开乳房

宝宝每吸吮5～10分钟，用手指在乳晕处轻轻按压，使宝宝的嘴离开一下。

打不出嗝的时候

嗝拍不出来时，先将宝宝竖着抱一会儿。若宝宝要躺下睡觉了，则可以用枕头将他的头部与背部垫高。因为宝宝有可能会吐奶，所以稍微观察一会儿会比较放心。

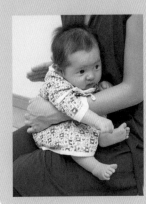

以坐姿拍嗝

有一种拍嗝方式是让宝宝坐在妈妈的膝盖上。宝宝打嗝时，可能会吐出少量母乳，请先将毛巾准备好，以防万一。

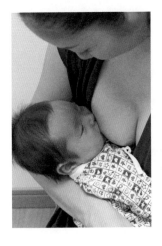

3 让宝宝也吸吮另一边的乳头

抱着宝宝换方向，让他采用和刚才一样的方式吸吮另一侧的乳头。哺乳时的交流很重要，所以要一边温暖地注视着宝宝一边给他喂奶。

人工喂奶（配方奶粉）

不能母乳喂养的时候，喂足量的配方奶粉也是没有问题的。带着满满的爱给宝宝喂奶吧

在给宝宝喂配方奶粉之前不要忘记给宝宝吃母乳

如果妈妈没有乳汁，勉强哺乳容易引起乳头和乳房问题，这种情况下，不要勉强自己，给宝宝喂足量的配方奶粉也是可以的。配方奶粉和母乳一样，具有充足的营养。抱着给宝宝喂奶粉的时候要和他说话，这样可以培养你和宝宝之间的感情。不能给宝宝喂母乳时，不要责怪自己，不要给自己太大的压力。

给宝宝喂配方奶粉前要先让宝宝吸吮两边的乳房，这很重要。因为一旦给宝宝哺乳的次数减少，会导致母乳变得更少。

调制配方奶粉

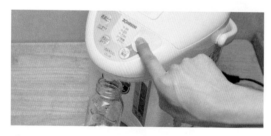

1 水烧开，待冷却后注入瓶内

当水烧开后将水冷却到60~70℃，注入奶瓶中。要根据奶粉的量来接水。

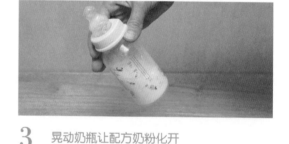

3 晃动奶瓶让配方奶粉化开

从奶瓶底部像画圈一样慢慢转动以溶解配方奶粉。注意，如果上下摇动，会令配方奶起泡。

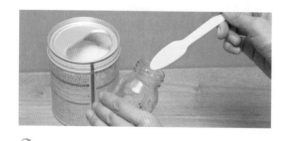

2 用量勺将奶粉放入奶瓶中

用奶粉罐自带的量勺量好宝宝的奶粉量，然后放到奶瓶中。

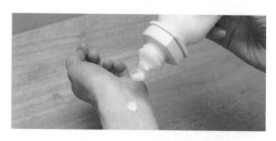

4 将配方奶调整至与体温差不多的温度

在手腕的内侧滴一滴奶液试温度，如果感觉跟体温差不多，就是合适的温度。

喂配方奶粉

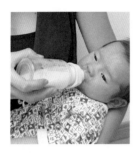

1 抱着宝宝,将奶嘴放到宝宝嘴里

一边轻声对宝宝说"来,喝奶了",一边将宝宝放在膝盖上,用胳膊支撑宝宝的头,然后将奶嘴轻轻放入宝宝的嘴里。

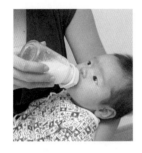

2 让宝宝含住奶嘴,并尽量含至奶嘴根部

将奶嘴尽量放得更深一点,让宝宝咬住奶嘴的根部。因为若只是咬住奶嘴的最前端,奶液是出不来的,所以要让宝宝咬得深一点。

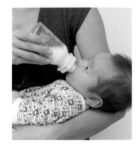

3 将奶瓶稍微倾斜着喂奶

为了不让宝宝吸入空气,要尽量使奶瓶倾斜,底部尽量朝上。如果吸入很多空气,宝宝很容易打嗝。

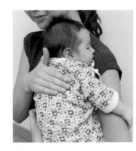

4 用手轻柔拍打宝宝的背部,让其打嗝

宝宝吃完奶后,将其竖着抱起,把手放在宝宝的背部轻轻拍打,让其打嗝。如果宝宝一直不打嗝,就保持竖抱的姿势,观察他的状态。

● 建议的奶粉量

下表中建议的奶粉量是只用配方奶喂养时的奶粉用量。因为会有个人差异,所以要观察宝宝的情况然后进行调整。请将喝剩的奶倒掉,不要留到下一次。

月龄	体重	配方奶粉的用量	哺乳次数
0.5个月前	3.1kg	80ml	7~8次
0.5~1个月	3.8kg	80~120ml	6~7次
1~2个月	4.8kg	120~160ml	6次
2~3个月	5.8kg	120~180ml	6次
3~4个月	6.5kg	200~220ml	5次
4~5个月	7.1kg	200~220ml	5次
5~6个月	7.5kg	200~240ml	4+(1)次
6~9个月	7.7~8.4kg	200~240ml	3+(2)次

表格内的奶粉量仅供参考,请根据宝宝的实际情况喂养。

清洗、消毒

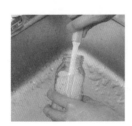

1 洗奶瓶

配方奶若残留在奶瓶内,细菌会不断滋生。用奶瓶刷或海绵刷蘸着专用洗洁剂洗刷奶瓶,用流动水冲洗干净。

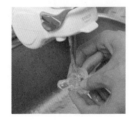

2 洗奶嘴

因为奶嘴内侧比较容易沉积奶液,所以要用专用的奶嘴刷或海绵刷刷洗,再用流动水冲洗干净。

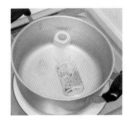

3 消毒

奶瓶可用小锅煮或用微波炉加热消毒,也有放入消毒柜进行消毒的。

宝宝沐浴

因为宝宝很容易出汗，所以每天洗澡是很重要的事情。一边和宝宝说话一边娴熟地给宝宝洗澡吧

每天在相同的时间洗澡，统一生活节奏

因为刚出生的宝宝抵抗力较差，比较容易感染细菌，所以要在宝宝专用的浴盆中洗澡。

给宝宝洗澡时，娴熟的手法是很重要的。如果洗澡时间很长，则洗澡水会变凉，宝宝容易生病，所以在10分钟之内结束比较好。

洗澡的时间不管是在上午还是下午都可以，但是尽量每天保持在相同的时间，以帮助宝宝形成固定的生活节奏。如果哺乳刚刚结束，那么此时洗澡比较容易吐奶，所以在两次哺乳之间，选择合适的时间给宝宝洗澡，或是选择孩子爸爸在家的时间，也可以帮着给宝宝洗澡。

洗澡的准备工作

温水	婴儿皂、纱布	换衣服	其他
在澡盆中放入温水。舒适温度为夏天38℃，冬天40℃。再储备一些热一点的水，放到脸盆或桶中。	一定要提前准备好宝宝专用的低刺激性婴儿皂。选择固体、液体或泡沫状的比较容易使用。纱布要准备1块与宝宝身体一样大小的，再准备两块洗澡的时候需要使用的小的。	在洗澡结束后要立即穿衣服，要提前准备好替换的衣服。将衣服提前铺开，尿布也要提前准备好。	洗澡结束之后，包裹宝宝的浴巾要使用能吸收水分并亲肤的那种。提前准备好脐带消毒水、棉棒和保湿霜等，在洗澡结束之后进行身体护理。

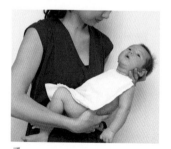

1 盖上纱布抱起来

将衣服脱掉之后盖上纱布，这样宝宝会比较安心。一只手托着宝宝的头颈，另一只手托着宝宝的屁股。

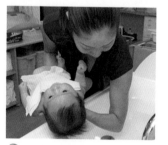

2 用妈妈的肘部试水温

就这样托着宝宝，然后妈妈用肘部试水温。和人体肌肤一样的温度是最好的。如果不好判断水温，可以用温度计。

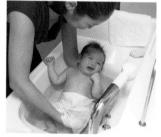

3 从脚部开始慢慢地将宝宝放到温水中

一边轻轻地说着"来，我们要洗澡了"，一边让宝宝的脚触碰到浴盆的底部，这样宝宝会比较安心。

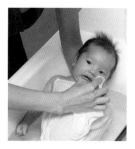

4 拧干纱布给宝宝洗脸

托着宝宝的头颈，令肩膀浸到水里，将纱布拧干给宝宝擦拭脸。按照眼睛、额头、脸颊、鼻子、嘴巴周围等顺序，从上往下擦拭。

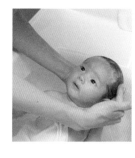

5 用婴儿皂洗头发和脸

用婴儿皂洗头之后，再用水冲干净。洗的时候为了不让水进入耳朵里，要一直用托着头的拇指和食指盖住宝宝的耳朵。

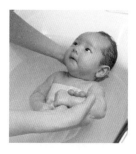

6 洗脖子、洗腋下、洗手臂

因为脖子和腋下容易出汗，比较容易脏，要仔细清洗褶皱的部分，轻轻抓住宝宝的胳膊，用手来回搓洗。

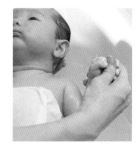

7 把手掌打开洗

宝宝常常会把手握紧，妈妈可以用自己的拇指慢慢地将宝宝的手打开，轻轻地洗。

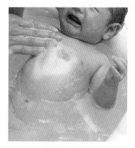

8 洗胸部和肚子

宝宝的胸口和肚子用肥皂泡清洗。因为把肚子上的纱布去掉后，有些宝宝会哭泣，所以用水冲洗之后需立即盖上纱布。

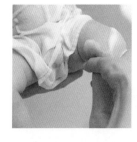

9 按照从大腿到脚趾的顺序洗

慢慢撩水，然后从大腿洗到脚趾。轻轻抓住宝宝的腿，慢慢地来回搓洗。宝宝大腿根部的褶皱也要好好清洗干净。

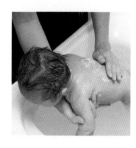

10 让宝宝趴着洗背部

用手托着将宝宝的面部向下呈趴着的状态。注意不要使宝宝从手中滑落，可以将自己的手撑在宝宝的腋下，清洗宝宝脖子后方和背部。

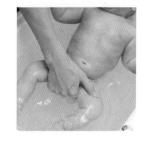

11 洗屁股和性器官

让宝宝转回来仰躺，清洗宝宝的屁股和性器官。在褶皱的部位，用指腹轻轻清洗干净。

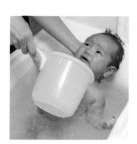

12 起身前淋温水

最后，用温水冲洗掉宝宝身上的泡沫。起身之前，用温水将宝宝的头和身体淋一遍。

擦拭身体的方法

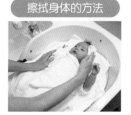

在洗澡结束之后，用浴巾将宝宝裹起来。轻轻擦拭水分。

穿衣服的方法

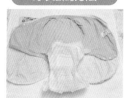

将宝宝放在展开的衣服上面，然后迅速帮他穿好衣服。在宝宝没有尿尿之前，包好尿布。

宝宝的身体护理

洗澡之后来给宝宝做身体护理吧

一边和宝宝说话，一边愉快地给宝宝做身体护理

洗完澡后，擦干宝宝的头和身体，还需要给宝宝的眼睛周围、耳朵、鼻子等细小的地方进行护理。并不需要每天都清理，在宝宝心情比较好的时候迅速给宝宝清理一下。

宝宝出生之后，肚脐上会残留一点脐带，2～3周后就会结痂，然后自然脱落，在这之前每天都应该用酒精进行清洁。关于肚脐的清洁应该在洗完澡之后进行。

因为宝宝的手指比较小，所以指甲会很快超过指头。由于宝宝可能会被自己的指甲划伤，所以一定要勤做宝宝的指甲护理。如果宝宝不愿意，就在宝宝睡着的时候给他剪指甲吧。

肚脐

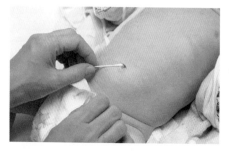

用棉棒清洁肚脐

肚脐完全干燥之前应每天进行消毒

在肚脐自然干燥之前，每天都要进行清洁。在出院时，从医院买一些酒精和棉签，用于肚脐的消毒。

肚脐内部的污垢洗澡时没法清洗干净。如果有污垢，可以把棉棒弄湿后轻轻地将脏东西弄出来。

耳朵

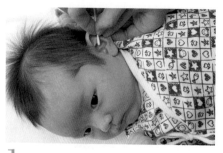

1 用棉棒将耳朵清理干净

洗澡后因为耳垢是湿的，所以比较容易清除。用棉棒轻轻擦拭耳朵，吸干水分。不要将棉签伸到宝宝耳朵里面，只在外部擦拭即可。

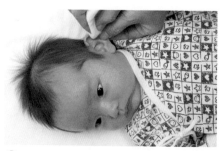

2 用纱布擦拭耳朵后面和耳廓

耳朵的后面和耳廓可以用湿的纱布擦拭。不需要每天都清洁，发现有比较明显的污垢时再清理就可以了。

眼睛

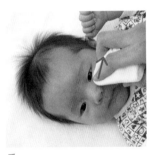

1 从内眼角向外眼角擦拭

用湿的纱布从内眼角向外眼角擦拭。若沾上眼屎，纱布要翻过来。

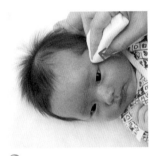

2 上眼皮向上擦拭

妈妈用手指将上眼皮轻轻上提，像是拉长眼尾褶皱一样，往斜上方擦拭。

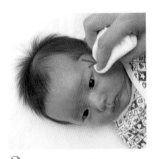

3 下眼皮向下擦拭

将下眼皮向下拉，往斜下方擦拭。擦拭完一只眼睛之后，将纱布翻过来再擦拭另一只眼睛。

鼻子

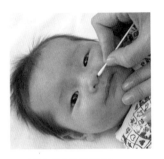

只清除看得见的污垢

用棉棒将鼻孔周围能看到的脏东西清理干净。不要将棉棒伸到宝宝鼻孔里面，用手拿棉棒时前面要短一点。

当有鼻涕和鼻屎时

虽然不用特意去医院，但是当有鼻涕和鼻屎时，可以用吸鼻器进行清洁，方便并且卫生。

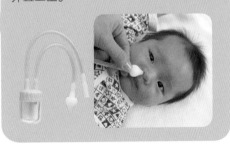

指甲

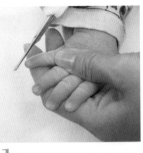

1 固定宝宝的手，让其不要动

妈妈用拇指和食指将宝宝的手固定住，然后给宝宝剪指甲。注意使用宝宝专用的指甲剪。

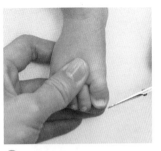

2 将剪刀放到指甲和皮肤之间

脚趾甲比手指甲稍微难剪一点，剪脚趾甲时，将指甲剪放在皮肤和脚趾甲之间迅速操作。

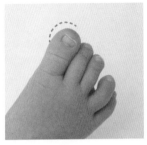

3 剪成圆弧形，防止剪深

不要一下子剪成直线，否则容易剪深。要将一个指甲分几次剪，尽量修剪成圆弧形。

宝宝的衣服搭配

宝宝不会表达"我热了""我冷了",所以要根据温度和宝宝的状态增减衣服

要注意室温和增减衣服,让宝宝感到环境舒适

因为宝宝发育尚未完善,所以妈妈要根据情况调节室温、增减衣服。刚出生时的宝宝要比大人多穿一件,但是满月之后能翻身了就要和大人穿一样多了,4个月后就可以比大人少穿一点,这是一个大概的标准。但是也要根据环境和个体差异随时观察宝宝的情况进行调整。

衣服有各种各样的,在宝宝脖子还不能支撑头部时,应该选择前开的罩衫。另外,由于经常需要换尿布,所以屁股周围能够开合的爬爬服会更加方便。当宝宝手脚开始灵活活动时,建议穿有按扣的衣服。随着宝宝的成长,更换能满足不同需求的衣服。

不同季节的衣服搭配

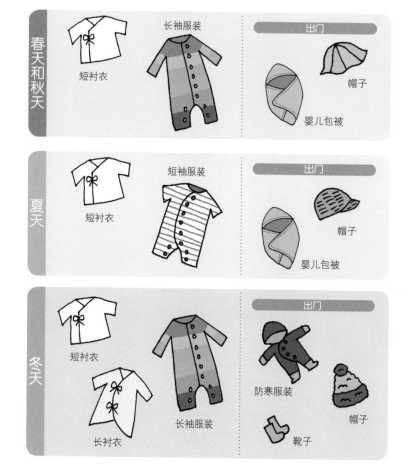

春天和秋天
短衬衣　长袖服装
出门　帽子　婴儿包被

夏天
短衬衣　短袖服装
出门　帽子　婴儿包被

冬天
短衬衣　长袖服装　长衬衣
出门　防寒服装　帽子　靴子

要点

根据宝宝的状态进行衣物的调整

如果宝宝哭得比较厉害或肚子与背发凉,很可能是觉得冷了。如果背部一直出汗,表明有点太热了。有时不要只看手脚,还要触摸肚子和背部,然后调整衣物。

●尺寸的选取方法

新生儿在室内度过的时间比较多,等到能够出门时,他们也都长大了一些。在准备新生儿的衣服时,在室内主要以贴身衬衣为主。出门用的衣服和防寒服的尺码应选择60cm以上的。

尺码	月龄	体重
60	0~3个月	3~6kg
70	3~6个月	6~9kg
80	6~12个月	9~11kg

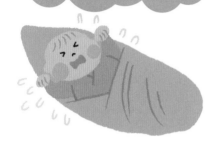

照顾宝宝Q&A

Q

不知道宝宝为什么会哭

A 若尝试了各种方法还是不行，
试着让宝宝转换心情吧

宝宝哭的原因可能是饿了、热了、冷了、尿湿了或哪里疼痛等。如果哪种都不是，可能是在向妈妈撒娇。抱着宝宝在房间里走一走，或者出去呼吸一下外面的空气转换一下心情就会好了。

Q

不抱就不睡觉

A 这只是一小段时期内的行为

很多妈妈担心抱多了会让宝宝养成不好的习惯。但其实这只是宝宝在很小的时候会出现的情况，妈妈不用太过担忧。

Q

皮肤护理该怎样做
出疹子的时候怎么办

A 保持皮肤的清洁和湿润

在皮肤护理时，清洁是首先要考虑的。宝宝出汗后请立即给宝宝换衣服。因为宝宝皮脂分泌旺盛，所以容易出现小儿湿疹。在洗澡时，不但要洗头、面部、腋下、手脚等地方，还要好好清洗皮脂容易堆积的部位。建议在洗澡之后给宝宝涂上保湿膏。

Q

刚刚吃完又想吃

A 只有刚开始时会出现这种情况，
喂他就好

刚开始的时候，因为妈妈的母乳分泌比较少，所以宝宝一次吃不到他需要的量。如果宝宝想吃，就多给他吃几次吧。慢慢地，随着妈妈母乳分泌量的增加，宝宝可以一次吃饱，那么哺乳的次数也就会减少了。

Q

经常吐奶没事吧

A 要是经常出现的话，注意观察

因为宝宝的消化系统还没有发育好，所以会有进入胃部的食物倒流的情况发生。在喂奶后，母乳会伴随着打嗝被一起吐出来一些，不需要担心。如果像喷泉那样严重吐奶，同时伴有发热、没精神，就要立刻就医。

乳房问题

在第一次哺乳时比较容易引起乳房问题。遇到任何问题，都应及时跟医生沟通

不要忍受乳房和乳头的不适，尽早找对策解决

在母乳育儿时往往会引起乳房和乳头不适。有时候乳房会肿胀，并且还会伴随严重的疼痛和发热。一旦乳房出现不适，就会导致在哺乳时特别痛苦，此时需要与医生进行沟通。

睡眠不足和压力过大会导致母乳分泌不足，可以做一些简单的运动转换心情，尽量不要积累压力。当乳房有问题时，不要顾虑母乳的问题，给宝宝喂足量的配方奶粉也是可以的。

做运动 助哺乳

促进背部血液循环

1

竖直站立，一边用鼻子吸气，一边将两只手臂向背后伸展。尽量将胸部打开向后仰。也可以将两只手在后面合在一起，然后尽可能向远处伸展。

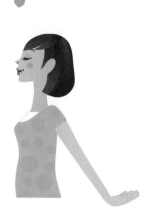

2

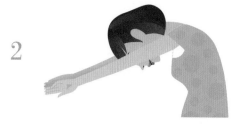

吐气时，伸展的双手慢慢往前。双手背紧贴或者双手交握都可以。就这样腰背圆拱，向后伸展。

让乳房变柔软

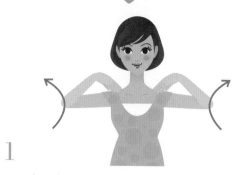

1

端正站立，手臂与肩同高。肘部弯曲，两手放到肩上。夹紧肩胛骨，将手肘由前往后旋转，就这样保持一会儿。

2

将两手放到胸部上方，手肘向胸部方向用力夹紧。就这样，手肘大幅度地旋转，再夹紧。这样重复10次左右。

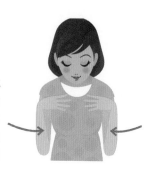

常见的 乳房问题

乳腺炎 恶化前及早就医

乳腺炎是由于母乳积存在乳腺内，细菌侵入引起的炎症。症状为乳房变硬并伴随剧烈的疼痛和发热。恶化前需及早就医，必要时接受抗生素治疗。

护理 婴儿没吸完的母乳通过吸奶器挤出，不积存母乳。乳头按摩也有效果。

乳头皲裂 让宝宝深含至乳晕部位

乳头皲裂是指乳头受到宝宝吸吮的刺激而裂开。婴儿只吃乳头容易出现这种情况，所以应让宝宝深深含至乳晕部位。另外，单次哺乳时间过长也是乳头皲裂的原因之一。建议一侧哺乳5～10分钟，然后换另一侧乳房。

护理 继续哺乳，乳头会自然恢复，但是若疼痛得厉害，请就医并适当用药。

乳管堵塞检查

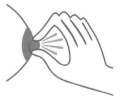

用拇指和食指按压乳头的根部，若母乳呈喷射状喷出，则表明乳管没有堵塞。

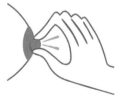

按压乳头根部时母乳仅有少量溢出且伴有疼痛，表明存在乳管堵塞的可能性。

闭奶 严重时会导致乳腺炎

因乳管没打开，母乳积存在乳腺内的情况称为闭奶。闭奶会导致乳房变硬，并伴随剧烈的疼痛和发热。恶化后可变为乳腺炎，所以提前注意是十分重要的。

护理 不管怎样让婴儿吸吮是最好的治疗方法。另外，通过乳头的按摩，也可以疏通乳管。提前向助产士请教吧。

如何克服产后婚姻危机

婴儿出生后，本来是极其幸福的时期，但同时却给夫妻间带来了感情危机。
产后婚姻危机是怎样引起的呢？

你应该先了解！
陷入产后婚姻危机的原因

产后婚姻危机是指以婴儿出生为契机，夫妇间的爱情冷却，导致感情变差，被定义为分娩后两年内，夫妇爱情急剧降温的情况。据有关调查了解，在孩子0～2岁期间离婚的夫妇有很多。婴儿出生后本该幸福至极，为什么夫妇的爱情会降温呢？

其实多数原因在于若无其事的丈夫说出的不当言论或做出的不当行为。产后的妈妈激素水平急剧变化，情绪容易变得不稳。再加上睡眠不足、照顾婴儿、操持家务，完全没有了自己的时间。

面对这样的妈妈，丈夫不经意的口头禅成为了导火索。"在哭哟""尿布湿了哟""饭还没做好吗""房间真是乱七八糟的""每天能和孩子一起玩真好啊"……这些平常听过就算了的言语，此时却深深地刺痛了妈妈脆弱的心，对丈夫的厌恶和恨意也增加了，而且别人家的丈夫都在帮忙照顾孩子，在这样的对比下，更加促使了产后婚姻危机的发生。

育儿的喜悦和辛苦，
夫妇应一起分担

避免陷入产后婚姻危机的第一要素是妈妈要和爸爸交流。爸爸的言行其实并没有恶意，只是爸爸不明白妈妈在烦恼、生气什么。

妈妈经历了怀孕、分娩、育儿后，生活上和心理上已自然转变为"母亲"。但是爸爸却不同，他作为"爸爸"的意识很难马上生根发芽。为了帮助爸爸改变，妈妈要将辛苦的事情、想请求帮助的事情通过语言好好传达给爸爸，在分享喜悦的同时，夫妻共同承担育儿的重任。

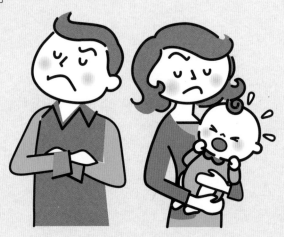